RECHERCHES

SUR L'ART DE DIRIGER

LA

SECONDE DENTITION

EN GÉNÉRAL,

OU

CONSIDÉRATIONS THÉORIQUES ET PRATIQUES

SUR LES RAPPORTS ENTRE LES DEUX DENTITIONS DANS L'HOMME,
ET SUR LE MODE D'ACCROISSEMENT DES MACHOIRES ;

Servant de développement à l'Essai sur le rapport des deux Dentitions,
inséré dans le viie volume des Mémoires de la Société médicale d'Émulation, et de réfutation au Système proposé par MM. les docteurs Serres
et Delabarre, sur la seconde Dentition ;

Par E. M. MIEL,

CHIRURGIEN-DENTISTE DE LA MAISON ROYALE DE ST.-DENIS, MEMBRE DE LA SOCIÉTÉ MÉDICALE
D'ÉMULATION DE PARIS; CHEVALIER DE L'ORDRE ROYAL DE LA LÉGION D'HONNEUR.

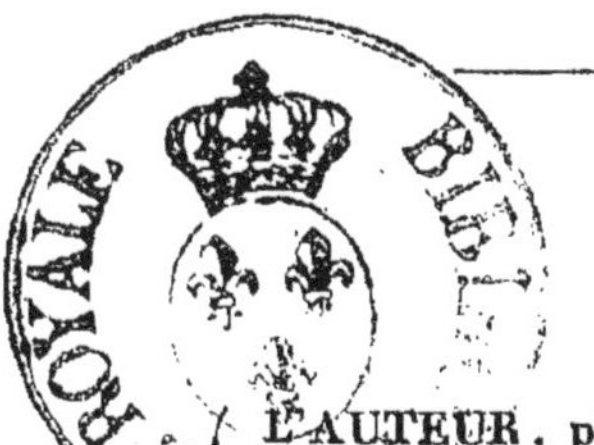

PARIS,

L'AUTEUR, place de l'École, n° 1.
Chez VERDIÈRE, Libraire, quai des Grands-Augustins, n° 25.
GABON, Libraire, rue de l'École de Médecine, n° 16.

1826.

RECHERCHES

SUR

L'ART DE DIRIGER

LA

SECONDE DENTITION.

A

la Mémoire

de

M. LE COMTE

De Lacépède.

Homme vertueux
et à jamais regrettable,

Permettez à un cœur reconnaiſsant de vous adreſser un hommage respectueux, que malheureusement vous ne pouvez plus en-tendre.

Vous aviez bien voulu agréer la Dédicace de ces Recherches.

La mort, en vous ravissant à vos nombreux admirateurs, ne saurait m'empêcher de vous offrir, avec le tribut de ma douleur, le résultat de mes travaux. J'ai besoin de vous exprimer une dernière fois que ma vénération et ma reconnaissance ne finiront qu'avec ma vie.

MIEL.

AVERTISSEMENT.

En publiant cet ouvrage, j'avais d'abord eu dessein d'exposer au lecteur l'espèce de lutte qui s'est établie entre M. le docteur Delabarre et moi, dans le sein de l'Académie royale de Médecine (section de Chirurgie), sur l'objet de ces recherches. Je voulais rappeler comment je fus sollicité à mettre sous les yeux de ce corps savant un travail trop en opposition avec des vues déja présentées par mon collègue, pour ne pas engager l'Académie à porter un jugement; j'aurais dit aussi pourquoi le rapport demandé par l'Académie ne fut point fait. Je laisse là cette polémique;

elle est étrangère à la question, et inutile pour la science. Je me bornerai à l'observation suivante.

Comme toute la question consiste dans la détermination de certains rapports entre les deux dentitions, il est indispensable de fixer ces rapports d'après une mesure commune. J'ai montré cette mesure dans l'étendue occupée par toutes les dents de lait, c'est-à-dire, dans l'arc où sont renfermées les dents antérieures à l'arrivée des quatre dents de sept ans, arc qui est susceptible d'une courbure plus ou moins arrondie.

M. Delabarre combat ce point fondamental; il substitue à un rapport général et constant un rapport partiel et variable; au lieu de chercher sa mesure dans les dents de lait comparées aux dents secondaires qui doivent les remplacer, il ne l'établit que de la canine à la canine. Il prétend que puisqu'il y a extension apparente à l'égard des dents incisives, c'est que l'arc antérieur s'étend. Mais il néglige de parler des petites molaires: il y eût eu pour lui de l'embarras à s'en occuper; car les molaires secondaires étant plus étroites que les molaires de lait, il eût fallu dire qu'en même temps qu'il y avait augmentation d'étendue au milieu, il y avait diminution d'étendue sur les côtés, proposition trop évidemment inadmissible.

En deux mots, je considère l'étendue totale commune aux deux dentitions; je fais voir qu'il y a inversion de rapports et permutation d'espaces entre les incisives et les petites molaires.

Mon antagoniste s'arrêtant aux canines, examine les incisives isolément; c'est-à-dire qu'il ne voit que la moitié du phénomène, et que par conséquent il ne peut saisir que la moitié de la relation.

Le lecteur jugera qui a raison de M. Delabarre ou de moi, et de quel côté se trouve la vérité.

AVANT-PROPOS.

Ce Mémoire sur les rapports entre la première et la seconde dentition est écrit depuis long-temps. Des motifs étrangers aux recherches qu'il contient, étrangers même à sa rédaction, et qui se rattachent à mes affections personnelles, ont occasionné le retard involontaire que j'ai mis à le faire paraître. En le publiant aujourd'hui, je ne me propose pas seulement de développer les faits anatomiques sur lesquels était appuyé l'*Essai* que la Société médicale d'Émulation honora, il y a quelques années, d'une bienveillance spéciale (1); je ne me bornerai pas non plus à étayer par de nouveaux faits les conséquences que j'ai tirées des premiers; il importe à ma réputation et à mon caractère de justifier un exposé qui a trouvé des contradicteurs, et sur lequel mon silence pro-

---

(1) *Essai sur le rapport des deux dentitions et sur l'accroissement des mâchoires de l'homme*, publié dans le 7ᵉ volume des *Mémoires de la Société médicale d'Émulation*, en 1811.

longé pourrait me faire encourir, aux yeux de la Société, le reproche d'avoir surpris son suffrage.

J'ai à répondre aux objections qui m'ont été adressées par M. le docteur Serres(1), et c'est ce que je ferai dans le cours du Mémoire; j'ai aussi à combattre celles que M. Delabarre a publiées postérieurement(2), et cet Avant-Propos y sera en partie consacré. Je me flatte que le ton de ma défense laissera voir partout mon estime pour mes deux adversaires, et que l'on n'y reconnaîtra pas d'autre sentiment qu'un amour sincère de la vérité.

Les attaques du dernier antagoniste sembleraient devoir être plus sérieuses, parce qu'il pratique, comme moi, l'art du dentiste, et qu'ayant nécessairement rencontré dans l'exercice de la même profession plusieurs des mêmes phénomènes, il croirait pouvoir m'opposer, à certains égards, mes propres expériences. Cependant, pour réfuter ces attaques, je n'aurai pas besoin de modifier les points que j'avais primitivement

---

(1) *Nouvelle théorie de la dentition*, par M. le docteur Serres, Paris, 1817.

(2) *Traité de la seconde dentition, et méthode naturelle de la diriger;* Paris, 1819.

établis ; mais peut-être cette rivalité d'observations paraîtra-t-elle propre à inspirer plus de confiance dans les résultats. Malgré M. Delabarre et malgré moi, les faits se confirmeront, en quelque sorte, de théorie à théorie et de pratique à pratique. D'ailleurs, comme ce n'est point à moi de prononcer sur le mérite de nos opinions respectives, je livre sans réserve les miennes au jugement des hommes qui s'occupent avec impartialité de tout ce qui intéresse la physiologie. Si ma position ne me permet pas de laisser sans réponse les objections dirigées contre moi, je pourrai aussi, de mon côté, fournir matière à réfléchir; car la plupart des faits que j'ai recueillis ont échappé aux observateurs, et les conclusions auxquelles je me suis trouvé conduit sont encore celles qui s'en déduisent le plus naturellement.

Presque toutes les vues que ce Mémoire contient sont le fruit de mes observations personnelles; j'en ai pourtant rapproché plusieurs déja publiées dans divers écrits et dans le même sens. C'est fortifier ses propres remarques que de les lier à celles de ses devanciers, et tout observateur de bonne foi me semble tenu de faire ainsi. Mais quelles que soient les sources où j'ai eu occasion de puiser quelquefois, la nature a été mon seul guide, et l'ordre, l'enchaînement que j'ai tâché de mettre dans l'ensemble, feront sans doute voir une constante direction d'idées et d'observations vers le même objet.

Dans un ouvrage d'un grand mérite (1), Hunter avait fait entrevoir les rapports que j'ai développés dans mon premier *Essai;* j'ignorais alors cette circonstance; je n'en fus informé que depuis. M. Dubois, dentiste du Roi, voulut bien me confier le livre anglais, et je le fis traduire, ne sachant pas la langue originale. Je ne prétends pas m'attribuer ici, comme découverte, ce qui a pu n'en être une que pour moi; mais aussi je me félicite d'avoir été conduit à l'examen de la question que Hunter n'avait qu'indiquée; je me félicite plus encore d'être obligé de la soutenir, puisqu'en la défendant et en me défendant moi-même, je deviens, sans l'avoir cherché, l'apologiste d'un observateur dont la sagacité est rarement en défaut.

Toutefois, n'est-ce pas une chose bien remarquable que cette foule de difficultés qui se présentent dès qu'il s'agit de pénétrer dans les secrets de la nature, et de reconnaître ses lois?

______

(1) *Histoire naturelle des dents humaines,* Londres, 1778.

Des mêmes faits on voit sortir les interprétations les plus opposées et les solutions les plus contraires. Si le *pour* et le *contre* peuvent être quelquefois soutenus, ils ne peuvent l'être dans une même question avec le même avantage; tout étant encore indécis dans celle qui nous occupe, qui se chargera de prononcer? Où est la vérité? Quel que soit le juge, il devra éprouver quelque embarras dans la préférence d'une thèse sur l'autre. On a dit que j'avais avancé un paradoxe : soit, quand on me l'aura démontré. Mais il est assez surprenant qu'un paradoxe coïncide pleinement avec tous les faits; qu'il supporte toujours l'épreuve si redoutable et si décisive de l'expérience; qu'il seconde depuis si long-temps, avec tant de succès, et ma pratique, et celle des dentistes les plus consultés.

L'ouvrage de M. Delabarre renferme une doctrine qui, en principe, est opposée à la mienne. Je n'examinerai pas la partie de cet ouvrage consacrée à l'anatomie purement descriptive, quoique plusieurs points m'y paraissent susceptibles d'être combattus; mais j'insisterai sur la partie relative à mon sujet, parce que lui-même y appuie, et qu'il donne clairement à entendre que sa doctrine est le résultat d'une expérience consommée dans l'exercice de son art. Un praticien ne doit point garder le silence quand il s'agit d'applications pratiques, et lorsqu'une erreur appliquée peut à ses yeux avoir des suites graves.

Je ne partage point les opinions de M. Delabarre sur la direction de la seconde dentition. Dentiste comme lui, je ne puis admettre sa *Méthode naturelle*, trop incertaine et trop timide, pour que l'hésitation qui en fait le principal caractère soit appelée prudence. Il permet aux désordres de s'accumuler, pour avoir à les réparer ensuite, en luttant contre plus ou moins d'obstacles ; une saine pratique prévient ces désordres, en enlevant les obstacles dès qu'ils se manifestent. Chose singulière ! il revient lui-même sans s'en apercevoir et comme malgré lui, mais toujours trop tard, et par conséquent sans utilité, aux préceptes tracés et suivis de tout temps par les bons dentistes. Il s'élève souvent et avec chaleur contre les mauvaises manœuvres. Sans doute cette véhémence ne se dirige pas contre des hommes éclairés, qui jouissent à bon droit de la confiance publique. Mais s'il se croit appelé à extirper le charlatanisme, il s'abuse ; ce protée se métamorphose de mille manières ; démasqué sous une forme, il reparaît triomphant sous une autre, fort de son audace, et plus encore de la simplicité de ses dupes.

Je conviens avec M. Delabarre que dans un grand nombre de cas il faut expecter; mais dès que l'attente devient funeste, prolonger l'inaction serait manquer le but. Dans cette conviction morale et d'après des signes certains, je n'hésite jamais à exécuter les opérations indiquées par la nature, suivant l'étendue de l'embarras qui se montre dans le passage d'une dentition à l'autre. Chargé, non dans les hôpitaux, où l'attrait des expériences et l'absence de responsabilité font que l'on est peut-être moins attentif à bien diriger la seconde dentition ; mais dans d'immenses établissements d'éducation et dans ma clientèle, où l'on me demande toujours des résultats qu'il me faut toujours obtenir; chargé, dis-je, de soigner la bouche d'un grand nombre d'enfants, isolés ou réunis, j'ai constamment agi dans les mêmes principes, et, à peu d'exceptions près, l'application m'en a constamment réussi.

Si donc je diffère de sentiment avec M. Delabarre en plusieurs points, je suis d'accord en ces mêmes points avec les praticiens qui font autorité. Ainsi, quoique d'avis contraire au sien, je ne suis dirigé ni par l'*esprit de système*, ni par la *prévention*, ni par une *routine aveugle*. Étudiant et appliquant en conscience les règles consacrées, j'agis ou j'attends, suivant l'indication de la nature; mais je n'adopte point de moyens inutiles; je n'ai jamais conçu comment on pouvait se résoudre à en employer de tels, et quoique le *Traité de la seconde dentition* porte en général le cachet d'un talent remarquable, j'y ai souvent rencontré, avec autant de chagrin que d'étonnement, des conseils de pratique inadmissibles et des méthodes que l'auteur, après d'infructueuses tentatives, a lui-même abandonnées, pour rentrer dans la méthode ordinaire, finissant ainsi par où il aurait dû commencer.

Le nouveau procédé que M. Delabarre veut introduire dans la pratique, et qu'il est de mon devoir de signaler comme dangereux, est fondé sur l'opinion que l'auteur donne pour base à sa *Méthode naturelle.* Il croit pouvoir déterminer à volonté un agrandissement artificiel des mâchoires. Selon lui, une dent nouvelle, en franchissant le bord alvéolaire, agirait à la manière d'un coin, si l'espace qu'elle doit occuper est trop étroit, sur les dents temporaires ou permanentes qui limitent cet espace; c'est le résultat de cet effet qu'il désigne sous la dénomination d'accroissement. Il prétend que l'effort fait dans les deux sens, chassant à droite et à gauche chacun des deux points résistants, quel que soit le nombre des dents qui les étayent de part et d'autre, procure ainsi une augmentation dans l'étendue de l'arc. D'après cette assertion, il propose l'application de petits coins de bois qui, engagés dans les espaces, écartent les dents au degré convenable et élargissent la place reconnue d'avance insuffisante pour recevoir la nouvelle dent.

M. Delabarre ne dit pas s'il a souvent employé ces coins et s'il en a obtenu des succès; mais cette action mécanique, qu'il affirme être naturellement exercée par les dents, et dont il chercherait à se rendre l'imitateur, n'est qu'une supposition gratuite. On ne fait rien faire à la nature malgré elle; elle repousse tout secours qui la contrarie; elle s'en irrite au lieu de s'en aider, et ce qui prouve que M. Delabarre ne compte pas lui-même beaucoup sur cette violence faite à la nature, c'est que dans des circonstances absolument semblables à celles où il a conseillé l'usage des coins, il prescrit l'extraction de la dent qui gêne. Quelle que soit la puissance d'un coin, elle ne peut être comparée à celle d'une dent naturelle qui exercerait une action pareille. Or, quand une dent se trouve engagée entre deux autres, de manière à

y agir à l'instar du coin (ce qui s'observe souvent
à l'égard d'une petite molaire retardée), cette dent
au lieu de se comporter dans un sens favorable
au nouveau système, c'est-à-dire, au lieu d'écarter l'espace où elle est resserrée, n'arrive jamais
à la hauteur des dents voisines ; elle reste enclavée
et persiste dans sa position stationnaire au-dessous
du niveau commun. Quoique l'aplatissement de
ses côtés la rende, pour ainsi dire, un coin parfait, mis en jeu par la vie même, la dent reste
immobile sous les résistances latérales ; elle est
comme opprimée par la force constante en vertu
de laquelle les dents se serrent vers la ligne médiane, force dont je ferai voir clairement la tendance dans le cours de ce Mémoire.

Au surplus, l'auteur paraissant oublier son
principe, se contredit bientôt lui-même. Après
avoir accordé à chaque dent le pouvoir du coin
sur les autres dents, quel qu'en soit le nombre et
à quelque dentition qu'elles appartiennent, il dé-
clare que la suppression d'une première grosse
molaire serait incapable de faciliter l'arrangement
de la canine, quoique le vide produit par cette
suppression diminue la résistance des petites
molaires. Ainsi la canine aurait pu vaincre les résistances en arrière, lorsqu'il n'existait en ar-

rière aucune lacune; et dès que cette lacune est établie, c'est-à-dire, dans le cas mécaniquement le plus favorable, le résultat se trouverait en défaut. Cette contradiction suffirait pour ébranler un système, quand il ne s'écroulerait pas de lui-même par ses bases physiologiques. L'auteur prétend en effet que ces actions mécaniques exercées sur les dents, les alvéoles et les gencives, soit avec des fils, soit avec des coins, font l'office d'excitateurs profonds; qu'elles accumulent les sucs nourriciers; qu'elles accélèrent le développement retardé des mâchoires, déterminent leur amplitude, et réalisent un accroissement osseux qui eût manqué sans ces moyens auxiliaires. Mais on sait que ces actions ne sont, à proprement parler, que des lésions locales plus ou moins prolongées, et qui cessent bientôt, au moment où la cause en est suspendue. Ainsi une telle doctrine n'a pas besoin d'une réfutation sérieuse; elle montre à quel point un homme de mérite peut s'égarer sous l'empire d'une idée prédominante. Mais on éprouve en même temps quelque satisfaction, lorsqu'on voit le défenseur d'une fausse opinion revenir à la véritable dans l'application pratique, et par l'indication d'un procédé, consacrer sans le vouloir les principes qu'il avait combattus. M. Duval a relevé ces erreurs et plusieurs autres dans un ouvrage récemment publié. Je n'en crois pas moins devoir laisser subsister mes remarques, non parce que j'en avais déja fait part franchement à M. Delabarre lui-même, long-temps avant la publication de l'ouvrage de M. Duval; mais afin de prouver qu'il y aura toujours, de la part des praticiens, un concert d'efforts pour repousser les théories hasardées, pour décréditer les procédés contraires à la marche de la nature et funestes à l'art.

Dans les sciences de fait, c'est s'exposer à d'étranges mécomptes que de publier trop vite quelques idées neuves sur un aperçu séduisant. Tel est ce genre de connaissances, que le talent même ne saurait dispenser d'une expérience mûrie à la longue, tandis que l'expérience peut y remplacer le talent. Quelques pages d'observations incontestables ont souvent plus de substance et de valeur que plusieurs volumes de systèmes ingénieux et de brillantes chimères.

RECHERCHES

SUR

L'ART DE DIRIGER

LA

SECONDE DENTITION

EN GÉNÉRAL,

OU

CONSIDÉRATIONS THÉORIQUES

ET PRATIQUES

SUR LES RAPPORTS ENTRE LES DEUX DENTITIONS DANS L'HOMME,
ET SUR LE MODE D'ACCROISSEMENT DES MACHOIRES.

***

LE travail que je mets sous les yeux du public, est le fruit de vingt années d'observations et de réflexions. J'ai tâché de ramener à une théorie simple un grand nombre de faits, qui, quoique divers, me paraissaient avoir de l'analogie entre eux. J'ai étudié de bonne foi. Je n'ai pas eu la prétention de me singulariser, en soutenant une thèse combattue par M. le docteur Serres et par M. le docteur Delabarre, deux médecins estimables. Le lecteur pèsera nos opinions, et jugera, par l'exposé des faits, de quel côté est la vérité.

2.

Pour la mettre en lumière ou pour la rendre plus palpable, il importe peu, sans doute, que je me serve de telle ou telle méthode. Si donc j'avais emprunté à la géométrie quelques théorèmes et quelques figures; si, pour établir rigoureusement des rapports de dimension, j'avais mis à contribution la science des rapports, je me flatte que ces moyens auxiliaires ne deviendraient pas l'objet d'une critique, pourvu que j'en eusse fait une application circonspecte, que cette application fût restée absolument en dehors des phénomènes de la vitalité, et que les lois de la physiologie eussent été respectées. Je regrette que M. Delabarre n'ait pas vu de même. Mais il a paru oublier, dans le sein même de l'Académie, que toutes les connaissances humaines se prêtent un mutuel appui, et que, notamment, plusieurs branches des sciences médicales doivent à la géométrie des procédés aussi ingénieux qu'efficaces.

Par une suite d'observations souvent répétées, j'étais parvenu à remarquer que la seconde dentition était rarement dans un rapport parfait avec la première. J'avais tâché de me rendre compte de ce phénomène, et d'en donner une explication tirée des faits qui se multipliaient sous mes yeux. Mes idées reçurent de la Société médicale d'Émulation, il y a quinze ans, un accueil favorable. Aujourd'hui je suis contredit par un anatomiste, M. le docteur Serres, dont il m'est permis de supposer que l'expérience en cette partie

n'est pas égale à la mienne. Ayant à combattre
un tel adversaire, à qui un succès récent et ho-
norable assigne un rang parmi les plus savants
physiologistes, ce sera moins par des raisonnements que par de nouveaux faits, que je m'atta-
cherai à confirmer mes observations précédentes.
Mais il ne m'est pas permis de garder le silence,
et de consentir à ce qu'une erreur évidente pour
moi s'accrédite à la faveur et sous l'autorité d'un
nom sorti de la ligne commune. On me pardon-
nera les longueurs de cette discussion. La matière
en est si abondante, l'objet si neuf, l'attaque si
singulière, que j'ai cru ne pouvoir me dispenser
de multiplier les preuves, et d'indiquer les développements que le sujet comporte.

Dans un enfant bien constitué et chez qui
aucun trouble n'a interverti la juste répartition
des sucs nutritifs, pendant la durée de la formation des secondes dents, ces dernières seront dans
une proportion exacte avec celles de la première
dentition. Alors les dix dents de remplacement de
chaque mâchoire occuperont exactement la place
des dix dents de lait (1). Mais il est fort rare de
rencontrer cette régularité de rapport; le plus
souvent, les pulpes et les appareils qui les envi-
ronnent acquièrent un trop grand développement,
et produisent des dents d'un volume excessif. Dans
les sujets scrofuleux, par exemple, chez qui la

____

(1) Planches 1 et 2.

lèvre supérieure et le nez sont fortement tuméfiés, dans les sujets où les effets de l'affection scrofuleuse sont très-étendus, les pulpes dentaires sont abreuvées par une surabondance de lymphe qui amollit leur tissu parenchymateux, le rend lâche et d'une proportion, en quelque sorte, gigantesque. Les dents formées par des moules d'un volume·outré, privées de toute contractilité dans leur contexture, ne peuvent jamais se resserrer sur elles-mêmes, comme les autres tissus malades, et suivre les progrès de l'amélioration générale. De là les disproportions et les déviations les plus fâcheuses.

On peut même remonter plus haut dans la recherche de la cause. Il est possible que le fœtus, constitué faiblement, naisse chétif et grêle; tout étant en rapport dans cet être imparfait, les germes de ses dents auront de petites dimensions. Cependant, lorsqu'après sa naissance et à l'époque déterminée par la nature, leur éruption se sera opérée, il est possible que les forces de l'enfant se développent, que sa constitution se raffermisse, et qu'il parvienne à réparer plus ou moins les imperfections de sa faiblesse originelle. Or comme tout dans l'économie participe aux améliorations, les pulpes et les dents secondaires seront relativement plus volumineuses que celles de la première dentition qui aura souffert; en sorte que lorsqu'il s'agira du remplacement, ce défaut de rapport entraînera des difficultés d'arrangement qui auront ici une cause opposée à celle du cas précédent.

Ainsi, un enfant d'abord bien constitué dans le sein de sa mère, et chez qui les dents de lait auront acquis la dimension ordinaire, sera exposé, par une affection pathologique survenue pendant les premières années de sa vie, à produire des secondes dents trop fortes, lesquelles, disproportionnées avec les premières, ne pourront succéder régulièrement à celles-ci. Au contraire, le fœtus, d'abord chétif, et n'ayant, par suite de cette constitution, que des dents de lait exiguës, peut, par un retour à la santé, produire une seconde dentition de dimension ordinaire, mais qui rencontrera encore les mêmes difficultés d'arrangement lors de l'éruption de ces secondes dents, proportionnellement plus fortes que les premières.

C'est-à-dire que, dans l'un des cas, une affection pathologique a altéré les dimensions naturelles de la seconde dentition; que dans l'autre, c'est sur la première dentition que cette affection pathologique a influé. Mais quoique, dans les deux cas, la cause ait paru agir dans deux sens différents, les effets deviendront semblables.

On peut donc déja presssentir que la thèse de l'augmentation de place n'est pas fondée, mais que tout est irrévocablement fixé par les dents de sept ans; que dès-lors, l'attention doit se porter, non sur des causes imaginaires qui influeraient sur les espaces, mais sur les causes réelles qui influent sur les rapports.

Qu'il y ait action pathologique prolongée sur le fœtus, ou qu'il y ait affection survenue entre les deux dentitions ; que la cause soit antécédente ou subséquente, peu importe à l'effet, lequel, pour les deux modes, est entièrement soustrait à l'accroissement général ; et comme les dents trop fortes ne se rétrécissent point lorsque les tissus se resserrent, comme les dents trop faibles n'augmentent pas non plus de volume, lorsque les autres parties en acquièrent, il ne reste en définitive que la disproportion, à laquelle la nature ne remédie pas par elle-même, et que l'art seul peut corriger.

Ainsi, la régularité d'arrangement produite par la nature, est la conséquence du bon état du fœtus et du maintien de ce bon état pendant la formation des secondes dents ; car alors tout est en harmonie, et chaque dentition conserve son rapport avec l'autre.

Il est à remarquer que, dans les campagnes, on a rarement recours à des moyens artificiels pour procurer aux dents l'arrangement régulier ; presque toujours les seules facultés naturelles y suffisent. La raison de ce fait se présente d'elle-même, et elle se trouve d'accord avec les considérations précédentes. Partout où l'homme est resté fidèle à la simplicité de ses mœurs et de ses habitudes, les tempéraments ont généralement conservé leur force originelle, ou du moins, les vices de la société y ont beaucoup moins altéré l'empreinte de la nature. Sobres, actifs, à l'abri des besoins factices, soustraits à l'influence des passions sociales, les habitants des campagnes se sont moins écartés de la constitution primitive, et le bon état de santé y étant plus ordinaire, ses conséquences en ce qui concerne la dentition, doivent s'y rencontrer plus ordinairement. Mais dans les villes, où les mœurs et les habitudes ont perdu leur simplicité, les êtres sont frappés d'une sorte de dégénération, par l'effet de leurs relations contre nature et de leur régime de vie. Cette différence, de pure hygiène, explique pourquoi, dans les grandes cités, l'art du dentiste est plus souvent obligé de tourmenter le jeune âge; il y lutte, pour ainsi dire, contre une prédisposition générale. Cependant on voit des constitutions vigoureuses parmi les enfants des villes, comme on voit des sujets cacochymes chez ceux des campagnes. Pour les premiers, l'art du dentiste est sans objet et sans application; pour les autres, son secours avait un objet indiqué, et il aurait reçu une application utile, faute de laquelle les désordres accoutumés sont survenus.

La première dentition étant, comme j'espère le mettre hors de doute, une mesure invariable, sur laquelle la seconde dentition vient constamment se replacer, il s'ensuit qu'il ne faut pas compter, pour celle-ci, sur un autre moyen d'arrangement que le rapport parfait. Le travail caché de la dentition secondaire se fait sous les dents de lait, dont les positions respectives sont déja arrêtées, quels que soient les changements qui se préparent intérieurement au-dessous d'elles. On ne saurait trop insister sur ce point. Lorsqu'une dent secondaire va sortir, il faut qu'elle trouve, pour se loger, une place égale à son diamètre. Comme cela n'a pas toujours lieu, la dent est alors forcément déviée. Mais, ce qui est digne d'attention, c'est que cette déviation restera toujours la même, aux époques suivantes de la vie, si, dès ce premier instant, l'art n'intervient pour y remédier. Deux raisons m'avaient paru expliquer cet effet : la première, que la nouvelle dent offrait un volume hors de proportion avec celui de la dent qui cède sa place; la seconde, que l'arc alvéolaire occupé par les dents de lait n'acquérait pas une autre étendue que celle que ces dents y déterminaient par cette occupation même. Le fait est tellement incontestable et repose sur un si grand nombre d'observations, qu'on ne peut le révoquer en doute. Soit que l'on considère la courbe alvéolaire dans ses divisions, soit qu'on l'embrasse dans son étendue générale, on rencontrera également un obstacle latéral insurmontable pour l'extension de l'arc, et cette résistance est exercée par une seule dent, comme par toutes les dents.

Si nous faisons, pour un moment, abstraction des os des mâchoires, et si nous supposons chaque rangée de dents isolée de sa base et de son insertion, il nous sera facile de comparer le rapport des vingt dents de la première époque, avec les vingt dents de la seconde. Ces corps, dans l'une comme dans l'autre période, sont d'un volume donné et constant. La portion arquée qui les renferme ne varie pas davantage ; car, depuis l'instant où l'enfant a toutes ses premières dents, jusqu'au moment où la seconde dentition commence à se produire au dehors, c'est-à-dire, depuis trois ans jusqu'à sept, époque à laquelle se montrent les incisives et les premières grosses molaires qui forment les limites des deux arcades, les arcs osseux occupés par les dix dents de chaque mâchoire, ont toujours gardé la même étendue. Ce qui le prouve, c'est la fixité absolue du diamètre des dents de lait, corps dépourvus de la faculté de croître ; c'est l'ordre de juxta-position latérale entre ces corps, dont la relation est et sera toujours la même. Je vois bien que les arcs se sont étendus en arrière, par suite de l'arrivée des molaires ; mais je n'observe rien qui indique ce phénomène dans la partie antérieure du cercle compris entre les quatre dents dites de sept ans.

Dès que les premières dents de devant tombent pour être remplacées, l'acte de substitution présente cette alternative : ou la dent remplaçante offre des dimensions proportionnées à l'espace qu'elle doit occuper; ou la disproportion de son diamètre, à l'égard de celle qui précède, ne lui permet pas d'occuper le même espace. L'arrangement ultérieur dépend du rapport des dents actuellement en concours d'échange. Le vide est-il égal à la nouvelle dent? celle-ci s'y logera, s'y enchâssera régulièrement. La lacune est-elle trop étroite? la résistance mécanique des dents qui en formeront les limites de part et d'autre produira une déviation. Si de proche en proche, et pendant toute la durée de la seconde dentition, chaque dent remplaçante vient à rencontrer les mêmes obstacles latéraux, toutes ces dents seront successivement déjetées, et se porteront en avant ou en arrière de l'arc; ou bien, il faudrait admettre un accroissement rapide, et, pour ainsi dire, instantané du seul point de l'arc que la nouvelle dent doit occuper. Mais rien ne démontre cet accroissement, et tout en repousse l'hypothèse.

Sur ce point fort singulier, je l'avoue, M. le docteur Serres, dans sa *Nouvelle Théorie de la dentition*, s'est déclaré d'un avis opposé. Voici comment il s'exprime, lorsqu'il veut rendre compte des diverses causes qui peuvent produire les irrégularités de la seconde dentition. « Les dents « de remplacement (pag. 144) plus volumineuses « que celles qu'elles chassent, exigent, pour se « développer, un espace plus étendu. Si cet es- « pace n'est pas proportionné à leur accroisse-

« ment, les dents se dévient de leur alignement
« naturel ; la dentition est irrégulière. »

« Pour se rendre raison des irrégularités prove-
« nant du défaut d'espace (pag.. 145), il faut sui-
« vre le développement de l'arc des mâchoires à
« l'époque de la seconde dentition, et le compa-
« rer au volume qu'acquièrent les dents qui doi-
« vent les remplir. Si cet accroissement des arcs
« est proportionné au volume des dents, la den-
« tition est régulière ; mais s'il est moins étendu,
« les dents ne pourront se loger les unes à côté
« des autres ; elles sont obligées de se dévier, et
« de contracter diverses positions vicieuses. »

Il m'est important de faire remarquer que
cette première proposition est d'une force extrème en faveur de mes observations ; déja même
on peut voir, qu'en résultat, mon adversaire et
moi, nous différons bien peu. Tout est relatif
dans la question qui nous occupe. Que les dents
soient plus grandes que les espaces donnés, ou
bien, que les espaces ne puissent pas s'étendre
pour recevoir les dents, l'effet sera toujours le
même ; il y aura déviation. Le seul point sur lequel nous ne soyons pas d'accord, c'est ce développement de l'arc dentaire, qu'il cherche à établir et que je ne puis admettre.

« Si l'arc antérieur des mâchoires, dit-il (page
« 147), s'accroît proportionnellement à la gran-
« deur des nouvelles dents, toutes se placent sur
« la ligne demi-circulaire qu'elles doivent occuper ;

« mais pour peu que cet arc éprouve de variation,
« c'est sur les canines que porte l'irrégularité.
« Voici pourquoi. La canine sortant la dernière(1),
« toutes les dents ont pris place; lorsqu'elle pa-
« raît, elle est donc obligée de faire dévier les au-
« tres pour pouvoir sortir; cependant, lorsque
« l'arc est trop étroit, la canine peut rester ren-
« fermée dans la mâchoire. »

Ainsi M. Serres convient que l'arc peut être
trop étroit. Mais il affirme (pag. 148) que dans
le cas d'irrégularité des dents, l'arc, par son extension ultérieure, favorise l'arrangement, et que
les dents se replacent comme elles auraient dû
être placées. « Le même effet arrive, ajoute-t-il,
« lorsqu'on enlève une dent pour permettre aux
« autres de se développer; la régularité se rétablit
« sur une dentition qui sans cette ablation fût
« restée irrégulière. »

Ici M. Serres fait une erreur d'analogie; il n'envisage que l'ordre rétabli et ne tient pas compte
du moyen qui l'a procuré. L'effet n'est pas le

---

(1) J'ai lu à la Société (Bulletin de la Société, inséré dans
le Journal de Médecine, Chirurgie-Pharmacie, etc., cahiers
de septembre et octobre 1817), sur la sortie de cette dent,
une note où j'ai fait voir que l'assertion de M. le docteur
Serres n'est pas exacte, que la loi de sortie n'est pas absolue,
et que la canine sort indifféremment, soit avant, soit après
les petites molaires. J'aurai occasion de revenir sur cette
circonstance dans la suite du présent mémoire.

même dans les deux cas; il y a une dent de moins dans le second cas, et cette suppression est d'une grande importance. L'espace favorable ne résulte point de l'accroissement de l'arc, mais de ce que le dentiste, en diminuant le nombre des dents, a corrigé la disproportion du contenu à l'égard du contenant. Quant au premier cas, c'est une supposition gratuite. On n'a jamais vu des dents une fois déviées, reprendre leur rang par suite de l'accroissement de la mâchoire et sans l'ablation de la dent voisine.

M. Serres dit encore (pag. 146) : « Les grosses « molaires auxquelles les petites succèdent, oc-« cupaient un espace beaucoup plus considérable « qu'elles; par conséquent, lorsque ces dents sont « tombées, il existe un vide, un espace plus « grand que celui qu'elles peuvent occuper; rien « ici ne les gêne dans leur placement; le surplus « qu'elles ne peuvent occuper sert à l'agrandisse-« ment de la petite portion de l'arc que doivent « occuper les canines profondément cachées dans « l'intérieur des mâchoires. »

De ce que deux plus petites dents viennent occuper la place de deux plus grandes, et de ce que cette disproportion laisse un espace vide (ce qui doit être, puisque ces dents n'ont point de mesure commune), il ne s'ensuit pas pour cela un agrandissement de l'arc. Si, long-temps avant leur remplacement, on avait scié verticalement dans son milieu transversal l'une de ces grosses molaires et qu'on en eût ainsi retranché la moitié, il y aurait aussi un espace vide, lequel serait égal à celui que laissent les deux dents plus petites qui les remplacent; car deux petites molaires réunies n'occupent pas plus d'étendue qu'une grosse molaire, plus la moitié de l'autre. Ainsi les deux petites dents se mettant à la place des deux grosses molaires, laissent un espace vide; mais il n'y a aucune augmentation dans cette partie de l'arc. Que l'espace vide provienne d'une soustraction mécanique ou d'une loi naturelle, le résultat est pareil; les volumes des deux petites dents nouvelles, plus l'espace vide, égalent les volumes des deux grosses dents.

S'il était vrai que cette lacune fût un agrandissement de la portion de l'arc que doivent occuper les canines, pourquoi celles-ci seraient-elles si souvent déviées? Au surplus, tantôt l'auteur admet cet accroissement, tantôt il le néglige. Il résulte de cette variation la plus grande difficulté de suivre ses raisonnements. Dans l'hypothèse de l'accroissement, il faudrait nécessairement supposer une dilatation générale et constante. Mais le reste de l'arc, déja occupé par presque toutes les dents, ne peut plus participer à cette extension, puisque l'effet est terminé. L'agrandissement n'est-il que partiel et accidentel, comme l'auteur l'a aussi avancé? Mais il est impossible d'admettre que cette lacune destinée à recevoir la canine s'étendra seule, quand tout d'ailleurs est fixe, que

ce travail spontané suffira pour la loger régulièrement, et qu'aucun autre concours ne sera
nécessaire. Une saine physiologie repousse ce pri-
vilége local. Avec lui, sans doute, plus de difficultés; par son moyen, aucune dent ne devrait,
dans aucun cas, manquer de place. Cependant
l'expérience prouve tous les jours le contraire;
souvent même il arrive qu'il n'y a point d'intervalle entre la petite incisive et la première petite
molaire, mais que celle-ci est appliquée immédiatement contre l'incisive. Pense-t-on qu'alors la
canine trouvera la place dont elle est absolument
dépourvue, soit qu'une extension naturelle des
os se prête à la fournir, soit que, comme l'affirme
M. Delabarre, la dent se la crée elle-même par un
écartement mécanique, semblable à l'effort d'un
coin qui serait exercé sur l'incisive et la molaire?
Assurément il n'en est pas ainsi, et j'ai déja fait
voir, dans l'*Avant-propos*, que si l'on est simplement expectant et si l'on ne supprime la molaire ou l'incisive, la canine déviée en dedans ou
en dehors conservera toujours sa position vicieuse.

Qu'une canine soit restée renfermée dans
l'épaisseur des mâchoires, cette circonstance ne
doit pas être attribuée à ce que l'arc serait trop
étroit. La dent canine est une de celles dont le
développement présente le plus de singularités;
le germe peut en demeurer inactif dans la jeu-
nesse, et ce n'est que dans un âge plus avancé
qu'il sort de cette espèce de sommeil. Il n'est pas

rare que cette dent, long-temps emprisonnée, commence à paraître à 3o, 4o, 5o, 6o ans même, par suite d'une marche naturelle qui n'a été que retardée. Maintenant, s'il arrive à l'anatomiste d'observer un sujet au-dessous de l'âge où cette dent se fût développée, rien ne l'autoriserait à conclure que le mouvement aurait été empêché par un défaut d'espace dans l'arc; il y aurait ici observation anticipée d'un phénomène qui avait encore besoin de quelques années pour se manifester complètement. Ce qui aurait été pris pour un effet terminé, n'était réellement qu'un effet suspendu. La dent arrive plus tard, et comme elle ne peut pas trouver de place dans la rangée, elle éprouve le même sort que les dents qui viennent à l'époque ordinaire, c'est-à-dire que, déviée, mais non arrêtée par les obstacles, elle se dirige en dedans ou en dehors de la courbe dentaire.

M. Serres dit (page 149) : « Que ce ne serait « pas une question simplement curieuse, de dé- « terminer rigoureusement la grandeur des arcs « maxillaires, à l'époque de la première et de la « seconde dentition. La grandeur de l'arc, ajoute- « t-il, étant donnée, ne pourrait-on pas, d'après « ces calculs, prévoir si ces dents pourront ou « ne pourront pas s'aligner ? Ne pourrait-on pas « prévenir les irrégularités de la dentition ? Hunter « comprit dans l'arc toute la portion de mâchoire « qu'occupaient les incisives, les canines et les « petites molaires; mais dans le passage de la

« première à la seconde dentition, il ne tint pas
« compte de la différence des petites molaires,
« qui influent nécessairement sur la mesure to-
« tale. »

Les petites molaires n'y influent nullement.
Car, dans le rapport général d'une seconde dentition parfaite avec celle qui la précède, il y a
égalité dans l'étendue totale des diamètres trans-
verses. L'exemple que j'ai dessiné dans mon premier Mémoire (1), montre cette substitution juste
d'une dentition à l'autre, comme le type donné
par la nature, chaque fois qu'aucune aberration
n'a troublé ce plan, ni exercé de fâcheuses in-
fluences sur le développement ou sur les fonctions des organes pulpeux et des appareils qui
les entourent.

« Mais ne pourrait-on pas, continue M. Serres,
« reprendre ce travail de Hunter sur des bases
« plus solides, tenir compte de la réduction dont
« je viens de parler, et établir ses calculs, mesurer
« les courbes et la grandeur des arcs sur les mé-
« mes individus, observés aux différentes époques
« de la vie, à la première dentition, dans l'inter-
« valle de la première à la seconde, et à l'époque
« où celle-ci est terminée? On parviendrait, j'en
« suis convaincu, à des résultats positifs et dont
« l'application aurait les avantages que j'ai déja
« énumérés. »

____

(1) Planches 1 et 2.

3.

Ce que M. Serres désire, je crois l'avoir fait. Depuis que je suis attaché aux maisons d'Écouen, de Saint-Denis et des Orphelines, j'ai vu se renouveler plusieurs fois le nombre des enfants de tout âge soumis à mon observation. Là, j'ai eu occasion d'examiner des dents de tous les volumes et des arcs de toutes les dimensions. J'ai pu comparer en quelques jours ce qu'un observateur placé moins avantageusement rencontrerait à peine dans une année; et, obligé d'agir ou d'expecter, selon les circonstances, j'ai acquis une masse de faits propres à résoudre toutes les questions proposées par M. Serres; j'oserais même croire que la note de mon Mémoire imprimé dans le septième volume de la Société médicale (page 438), en 1811, six ans avant la publication de l'ouvrage de M. Serres imprimé en 1817, contient toutes les solutions. Cette note prouve que dès-lors, j'étais à portée de juger avec certitude, par la seule inspection des premières dents de remplacement, si les suivantes pouvaient ou ne pouvaient pas se loger dans le cercle primitif. Par cette suite d'expériences, j'ai reconnu la relation des arcs des deux dentitions comparées sur le même individu; j'ai remarqué que toutes les courbes n'étaient pas les mêmes chez tous les enfants; qu'au contraire la proportion des dents était très-variable; et au moyen des différences fréquentes entre ces deux éléments, j'ai été amené à l'explication du problème.

Je sais que jusqu'à présent, on n'a considéré
dans la substitution des secondes dents aux premières, que des rapports de nom et de position;
c'est-à-dire qu'on s'est borné à supposer que chaque dent remplaçait successivement et rigoureusement celle de son espèce, en dénomination
comme en place. Cette erreur, bien excusable
sans doute, cessera lorsqu'on aura réfléchi sur
les considérations exposées dans le présent Mémoire, et qu'on connaîtra mieux ces rapports,
ainsi que les singulières propriétés attachées au
tissu alvéolaire, aux appareils qui le dilatent, le
font momentanément disparaître ou changer de
place, et aux dents de lait elles-mêmes, dont les
racines cèdent indistinctement leur substance à
celui de ces appareils qui s'en sera le plus appro-
ché dans son développement.

Les dents secondaires, dans l'épaisseur des mâchoires, y occupent des alvéoles situés soit en
arrière, soit en avant de ceux des dents de lait,
et qui leur sont pour ainsi dire concentriques;
mais cette disposition n'est que provisoire, et ces
éléments concentriques doivent se ranger plus
tard sur une même circonférence : de là la nécessité des pénétrations. Toute dent secondaire, plus
volumineuse que son analogue de lait, non-seulement pénètre de son propre alvéole dans l'alvéole
de celle-ci; elle exercera encore la même action
sur l'alvéole de la dent de lait voisine et sur la
racine même de cette dent; de sorte que, par

une suite naturelle de ces empiétements successifs, les dents qui sortiront les dernières pourront ne plus trouver de place. Elles seront donc obligées de se projeter en dedans ou en dehors de l'arcade, comme cela a lieu en effet.

Ainsi, cette faculté se continue au-delà même des limites fixées par les dents de remplacement proprement dites. Chaque première grosse molaire ou dent de sept ans, en écartant le bord alvéolaire, lors de la formation de sa couronne, détermine un amincissement de la cloison qui la sépare de la dernière molaire de lait, derrière la racine de laquelle elle se trouve immédiatement placée. C'est par l'effet de cet amincissement qu'il s'opère une ouverture de cette cloison, et qu'une communication s'établit entre l'alvéole qui renferme les dents de sept ans et l'alvéole de la molaire de lait. Mais que résulte-t-il de cette communication? Ici la racine de la molaire de lait se laisse entamer et pénétrer; elle offre aussi sur la face contiguë aux enveloppes de la dent de sept ans une échancrure (1), dont l'étendue, proportionnée au degré de pénétration, est d'ailleurs modifiée par la forme et le volume du corps pénétrant. La même chose a lieu sur les cloisons alvéolaires des trois grosses molaires permanentes; la dent de onze ans fait ouvrir la cloison de la

---

(1) Planche 8, fig. 14. La dimension de cette échancrure ressemble assez souvent à celle qui se voit à la fig. 5 de la planche 7.

dent de sept ans qui la précède, et la dent de sagesse fait à son tour disparaître celle de la dent qui l'a devancée. Ainsi, les couronnes renfermées dans les mâchoires peuvent organiquement effacer les cloisons alvéolaires, sans que ces couronnes ou alvéoles appartiennent nécessairement à la classe des dents qui doivent être remplacées.

C'est donc une observation très-importante pour la question principale qui nous occupe, que de voir s'approcher ainsi vers la dernière molaire de lait, entrer même d'une quantité quelconque dans son alvéole et dans sa racine, la dent de sept ans, que la direction de l'accroissement maxillaire devrait au contraire en éloigner.

Cependant la nouvelle dent s'allonge, et durant le temps de sa sortie, on observe qu'elle change peu à peu sa direction primitive. Cette déviation ne résulte point de sa tendance naturelle à s'écarter de sa route pour se porter en arrière, mais bien de la saillie extérieure de la couronne de la dent précédente, contre le plan de laquelle elle glisse à mesure que l'éruption s'achève. Cette opposition mécanique, et qui n'est qu'une suite de l'impénétrabilité, réside dans l'émail de la dent de lait pour l'émail de la dent de sept ans; plus tard, ce sera celle-ci qui fera reculer de la même manière la dent de onze ans; et enfin la dent de sagesse trouvera à son tour dans la dent de onze ans le même obstacle, et exécutera par conséquent le même mouvement.

Tous ces effets sont identiques, et on en rend raison par les propriétés du tissu osseux destiné à la formation des alvéoles. Ce tissu, si bien approprié au système d'augmentation des couronnes, obéit aux progrès de leur marche, en s'écartant dans tous les sens et comme circulairement, autour d'elles. Impénétrable, mais élastique et contractile, il cède à l'action exercée par les enveloppes de chaque couronne, et se dilate à mesure qu'elles ont besoin de plus d'espace. Dans le sens des lames extérieures alvéolaires, cet écartement a des bornes; dans le sens des cloisons transversales, il n'en reconnaît pas d'autres que celles qui dépendent du volume et de la position même du corps qui se développe intérieurement. C'est pourquoi les lames extérieures ne s'ouvrent pas, ou du moins, s'ouvrent très-rarement, quoiqu'elles puissent devenir fort minces, quand au contraire les cloisons transversales sont pourvues de cette faculté au plus haut degré.

Mais en s'écartant pour faire place aux jeunes couronnes qui augmentent de jour en jour, ce tissu ne fait que se retirer sur lui-même. De poreux qu'il était d'abord, par une sorte de condensation circulaire et graduée des fibres dont il se compose, il devient plus ou moins compacte, et forme à l'entour des couronnes, pendant leur progression, une loge alvéolaire, dont la paroi est d'autant plus dense qu'elle est plus mince. Cette espèce de coque osseuse, dure et passagère, persiste en cet état jusqu'au temps où les couronnes venant à franchir les bords alvéolaires, sont remplacées, dans l'alvéole qu'elles quittent, par les racines qui s'y façonnent à leur tour. Alors, revenant sur elle-même pour s'accommoder à de nouvelles configurations, l'enveloppe ou gangue osseuse perd peu à peu sa nature superficiellement et passagèrement compacte. Ce tissu se détend par une espèce de réaction, et se reporte de la circonférence à l'intérieur de l'alvéole, vers les racines qui fixent la limite de ce mouvement de retour ; il reprend sa porosité primitive, qui est désormais l'état sous lequel il devra se conserver tant que les dents y resteront enchâssées. Quand elles n'y seront plus, c'est-à-dire, après la perte absolue des dents, ce tissu, pressé sur lui-même par son propre ressort, reprend la compacité qu'il avait eue pendant la formation des couronnes, et, entraînant les lames extérieures dans cette contraction, son volume se réduit à tel point, qu'on n'en aperçoit plus la trace à la mâchoire des vieillards.

Revenons au passage de la première à la seconde dentition ; en général, ce passage présente trois cas.

Lorsque les dents de lait sont grandes et les secondaires petites, non-seulement l'arrangement est facile ; mais il existe encore entre les dents secondaires, des intervalles plus ou moins espacés, qui dureront toute la vie.

Si les premières dents sont petites et les secondes volumineuses, celles-ci faisant effort contre la résistance que les couronnes des dents de lait leur opposent, et ne pouvant en triompher, se dévient de diverses manières, tandis que les obstacles latéraux, c'est-à-dire, les dents de lait, n'éprouvent pas le plus léger mouvement de déplacement.

Enfin, il arrive quelquefois que les premières dents sont d'un diamètre extrêmement petit. Dans ce cas, elles sont fort écartées. Des dents secondaires d'une forte proportion peuvent alors se ranger dans l'étendue de la courbe, parce que l'arc, qui se mesure par les dents, lorsqu'elles se touchent et remplissent toute la ligne, se mesure encore par les dents, plus les espaces qui les séparent, lorsqu'il règne entre elles un écartement.

Cela posé, il est indispensable, pour l'arrangement régulier des secondes dents, que l'ensemble de celles-ci soit dans un rapport exact avec la longueur totale de l'arc primitif, abstraction faite de la position et du volume des dents de lait. Ainsi, toute disproportion par excès exige constamment la suppression de la quantité qui excéderait ; car la ligne d'occupation est limitée, et elle se refuse à toute extension.

Le développement de l'arc dentaire observé chez l'adulte, peut être rapporté à deux époques distinctes. L'étendue antérieure, commune à la première et à la seconde dentition, pour les dents

comprises depuis les premières grosses molaires
du côté droit jusqu'aux dents de même nom du
côté gauche, est une étendue achevée et déja
fixée dès l'âge de trois ans, par la présence des
dents de lait. En arrière de cette première limite,
s'opère un second mouvement qui se termine,
pour l'ordinaire, à l'âge de vingt ans. L'espace où
ce second mouvement a lieu, est rempli par les
grosses molaires, et il exige un période de douze
à quatorze ans pour se compléter. Il y a pour
l'une et pour l'autre dentition une sorte de bar-
rière. On observe, en effet, que toute l'étendue
accordée aux trois grosses molaires n'est pas
toujours suffisante ; leur volume trop considérable
s'oppose alors à leur arrangement, quelquefois
même à leur sortie. En d'autres termes, l'accroissement osseux ne peut dépasser certaines dimensions, et la présence ou l'effort, d'une dent ne
saurait l'étendre. De là les déviations de la dent
de sagesse, et les accidents nombreux occasion-
nés par son extrême grosseur.

Ces phénomènes avaient sans doute échappé
à M. Serres. Ce qui m'autorise à le croire, c'est
qu'il se contredit lui-même, en reprochant, d'une
part, à Hunter, d'avoir comparé les arcs maxillaires d'individus différents, et, d'autre part, en
lui faisant une objection qui a précisément pour
base l'erreur qu'il attribue au physiologiste anglais. J'ai avancé dans mon Mémoire déja cité,
que l'arc de la première dentition est égal à celui

de la seconde, et qu'il n'y a point d'agrandissement. M. Serres me réfute, en disant (page 151):
« Prenez, pour vérifier le fait, la mâchoire d'un
« enfant de quatre à cinq ans; comparez-la à
« celle d'un adulte, ou d'un jeune homme de
« quinze à vingt ans : vous trouverez chez ce
« dernier l'arc antérieur beaucoup plus grand que
« sur le premier. On peut faire aisément cette
« expérience sur deux os maxillaires supérieurs
« désarticulés; les portions d'arc dont il s'agit
« peuvent être mesurées sur une surface horizon-
« tale qui représenterait la ligne sécante. »

Cette objection est faible, et je n'y répondrais
pas, si l'auteur ne la croyait victorieuse et ne la
présentait de bonne foi. Je sais qu'il existe de
grandes dissemblances entre les arcs dentaires des
différents individus comparés l'un à l'autre; et
si, dans mon premier Mémoire, j'ai figuré une
relation parfaitement exacte entre les mâchoires
de deux individus différents (1), je n'ai fait qu'indiquer un des rapports possibles. Mais je n'ai pas
prétendu que la portion arquée de tout adulte
dût toujours, et indistinctement, s'accorder avec
la même courbe prise sur tous les enfants de
quatre à cinq ans. Loin de là, il se peut que ces
courbes soient chez l'adulte beaucoup plus petites

---

(1) Planches 1 et 2. J'ai cru devoir reproduire ici ces
planches telles qu'elles existent à l'appui du Mémoire cité.

que chez l'enfant (1), quoiqu'au premier abord,
on se figure communément le contraire. J'ai seulement voulu dire, et j'avais besoin de le rendre
sensible par une comparaison frappante, que
l'arc variait quant à ses inflexions. La cause de
cette variation réside dans la différence en forme,
en diamètre et en position, des pièces substituées,
relativement aux pièces remplacées ; mais la longueur linéaire de l'arc, limitée par les dents de
sept ans, est parfaitement la même sur le même
individu observé aux deux dentitions. Il est évident qu'une ligne qui aurait six pouces, étant
droite, aura encore cette mesure, quelle que soit
l'inflexion de la courbure qu'on veut lui impri-
mer. Je ne nie point l'accroissement des mâchoires en hauteur et en profondeur. Mais, tandis que tout le système facial tend à s'élargir,
que le menton se dirige en avant, que la profondeur de la bouche acquiert plus d'étendue par
la sortie des grosses molaires, l'arc antérieur, mesuré par les dents de lait chez l'enfant, et par les
dents secondaires, bien ou mal rangées, restera
toujours, dans l'adulte, de la même longueur.

Voici une autre objection qui paraît plus forte
que la précédente. M. Serres, pour justifier son
opinion sur l'accroissement de l'arc, et donner cet
accroissement comme un fait incontestable (p. 157),
cite une observation de Blake, qui dit : « Que les

« dents de lait, d'abord contiguës à l'âge de trois
« et quatre ans , sont séparées vers la sixième ou
« septième année; ce qui n'aurait pu avoir lieu,
« si l'arc était fixe. » On pourrait se borner à lui
répondre que si ce phénomène était constant et
nécessaire, on devrait l'observer dans tous les
enfants, et c'est ce qu'on ne voit jamais. Si , par
hasard, on rencontre quelques sujets qui présentent cet écartement (1), il faut savoir qu'il existait
dès le premier âge. On ne peut admettre comme
une loi générale de l'accroissement ce qui n'est
qu'un mode particulier d'arrangement. Ainsi l'assertion de Blake, quoique appuyée par M. Serres,
quoique adoptée même par M. Delabarre, ne saurait faire autorité, tandis qu'elle confirme mes
aperçus, en me donnant occasion de la combattre
par une observation qui m'est propre.

Pendant l'acte de la mastication, la résistance
que les dents ont à vaincre pour diviser les subs-
tances alimentaires, et la variation continuelle
des angles successivement formés par les mâchoires
agissantes, communiquent à chaque dent, sur
l'une et l'autre rangée, deux mouvements dis-
tincts. L'un fait effort pour incliner toutes les dents,
d'arrière en avant, vers la ligne médiane ; l'autre
les porte dans une direction latérale, suivant celle
des rayons de la courbe alvéolaire. Ces deux mou-

____

(1) Planche 14, fig. 3.

vements ont lieu dans les deux dentitions et ne s'interrompent jamais. Sans m'occuper ici de la cause, je me borne à indiquer le résultat. Le mouvement latéral fait frotter l'une contre l'autre les dents en contact; ce frottement est assez puissant, assez réitéré, pour user avec le temps les dents contiguës; et les progrès de cette usure, semblables à l'effet de la lime, s'étendent de plus en plus. Aussi toutes les dents qui se sont touchées, offrent sur leur côté une facette polie(1), dont la surface est d'autant plus étendue, qu'elles se sont touchées plus long-temps et par plus de points. En même temps que les facettes s'élargissent, et tendent à laisser des intervalles, l'autre mouvement appuie les dents les unes contre les autres, et, serrant les rangs à mesure qu'il se fait des vides, entretient la continuité du même effet. Au contraire, toute dent primitivement isolée de sa voisine ne peut frotter sur elle; son émail restera donc intact et ne présentera aucune facette(2). Ainsi, toutes les fois que cette facette

----

(1) Planches 3 et 4.

(2) Dans des considérations sur la carie des dents, que je me propose de publier quand le travail en sera complet, je traiterai plus amplement de ces facettes, que j'observai pour la première fois, il y a plus de quinze ans, m'occupant alors de recherches relatives à la carie. Je n'en ai parlé ici sommairement, que parce que j'avais besoin de détacher ce fait, afin de donner un appui de plus à la théorie que j'établis.

On verra dans mes recherches sur la carie, que les condi-

manquera, ce sera une preuve qu'il n'y aura pas eu de contact. Or, dans les cas cités par Blake, qu'on observe attentivement les côtés des dents, on n'y verra aucune facette. Il en faut conclure que le passage du contact à l'écartement n'a pas eu lieu. Il s'ensuit aussi que l'écartement offert ici en preuve de l'accroissement, n'est point un effet de ce développement organique, mais qu'il dépend seulement du mode particulier de l'arrangement primitif.

---

tions propres à la formation de ces facettes varient chez les différents individus, selon la figure des dents, leurs dimensions, leur position, leur contexture plus ou moins dense, l'âge du sujet, par conséquent, de la dent, et que suivant la combinaison diverse de ces éléments, toutes les dents ne sont pas également susceptibles de subir ces impressions mécaniques; en sorte que les facettes, plus ou moins étendues, sont tantôt nettes et d'un poli vif, quand l'émail est dur, tantôt confuse et à peine apparentes, quand l'émail tendre et friable ne se prête pas à recevoir le poli. De là naissent des vues spéciales sur la carie, genre d'altération qui a fort exercé la sagacité des physiologistes. Mais si leurs opinions n'offrent rien de concluant à cet égard, c'est que le phénomène dépend de causes physiques ou chimiques, dont l'influence est d'ailleurs subordonnée à certaines dispositions locales, et qu'il n'a pas d'analogue parmi les phénomènes de la pathologie, qu'on s'efforce d'en rapprocher.

Les dents n'ont des os que l'apparence; étudiées depuis l'agrégation de leurs premières molécules jusqu'au terme de leur existence passagère, soit qu'on les considère dans la progression des couches dont elles se forment, soit qu'on les observe dans la dégradation de leurs parties, qui ne se réparent

Abondant toujours dans le sens de son système, M. Serres prétend (page 116) que, « Dès l'âge de quatre ou six ans, l'arc antérieur des mâchoires augmente ; que les dents de lait s'écartent, et qu'elles préparent ainsi, à l'avance, des intervalles entre les premières dents, propres à recevoir les secondes, dont l'extrême largeur n'eût pu se loger sans ce moyen. »

Je viens de faire voir que cette assertion est contraire à l'observation. Elle paraît avoir sa source dans le désir, louable sans doute, mais qui a son abus, d'expliquer par les lois organiques, un ordre de faits presque entièrement placé sous l'empire des lois mécaniques. La plupart des phénomènes relatifs à l'une et à l'autre dentition, se soustraient aux lois ordinaires de l'économie. Ainsi, au lieu de plier de force à la règle géné-

---

jamais, leur manière d'être ne manifeste aucune de ces actions et réactions qui caractérisent la vitalité organique ; leur lésion devait donc être d'un autre ordre que celle des organes et des os.

Ces différences conduisent à une explication plus naturelle de la carie des dents ; ou plutôt le nom de *carie*, destiné à exprimer une ulcération osseuse, désigne improprement la destruction de ces corps. Séparées du système organique par leur mode de formation, d'accroissement, de dépérissement, les dents ne peuvent devenir le siége des mêmes affections que les os ; car ceux-ci se forment, s'accroissent, et s'altèrent à la manière des autres organes généraux, étant comme eux sous l'empire des lois vitales.

4

rale ces phénomènes qui font exception, ce sont les causes de ces exceptions qu'il importe de rechercher. On ne peut nier que certains phénomènes de la nature vivante n'appartiennent à des fonctions différentes de celles qu'on appelle organiques. N'y en eût-il qu'un de ce genre, il suffirait à l'explication de ses anologues. Ce n'est point contester les lois de la vie, que de signaler les anomalies qui paraissent s'en écarter.

L'enveloppe crayeuse des œufs, par exemple, résulte de la substance calcaire épanchée sur les membranes de l'œuf, qui, à son passage, a provoqué, par sa présence et son volume, une excitation convenable dans l'organe sécréteur. L'adhérence ou l'agrégation de la matière calcaire sur l'œuf est soumise à d'autres lois, quoique l'organe soit lui-même placé dans l'oviducte. Il est bien vrai que la vie est une condition pour que le phénomène s'opère ; mais il y a loin de ce résultat isolé et presque matériel à ce merveilleux enchaînement des fonctions auxquelles la vitalité est attachée ; aussi loin, si cette comparaison m'est permise, que de la réfraction inanimée des rayons lumineux et colorés dans les humeurs de l'œil, à la sensation vivante de la lumière et des couleurs.

Au surplus, le système vital offre une multitude de phénomènes régis par des lois très-inférieures aux lois de la vie. Quel prodigieux décroissement des opérations du cœur et du cerveau à la production des cheveux, de l'épiderme, des ongles, des dents, des dents surtout, qui, formées d'une superposition de couches calcaires et revêtues d'une enveloppe cristallisée, ressemblent à une substance minérale. Le créateur a pu tout associer, puisqu'il a uni l'ame avec la matière; mais la vie s'affaiblit à tel point en certains lieux, que la nature y semble indifférente, au peu d'effort qu'elle fait pour y prévenir ou pour y corriger les dérangements; et tandis qu'une goutte d'eau descendue dans la trachée-artère, qu'une goutte de sang épanchée sur le cerveau soulève toutes les fonctions vitales, la destruction mécanique ou chimique d'une dent est inaperçue au centre de la vie. C'est, dans l'ensemble, un chaînon si obscur, que la perte de toutes les dents est à peine sensible pour le régulateur commun, et voilà sans doute pourquoi la nature n'a fait les frais d'aucun appareil réparateur. Si, considérée organiquement, cette perte même n'est rien, le plus ou le moins de régularité dans l'arrangement a encore moins d'importance. Dès-lors, il n'est pas étonnant qu'aucune prédisposition organique n'ait été destinée à y pourvoir.

Au reste, il ne répugne pas à la raison d'admettre que l'arc antérieur des mâchoires peut, dès l'âge de sept ans, et même plus tôt, être parvenu au terme de son accroissement en longueur. Toute l'économie animale n'étant pas assujettie aux mêmes lois dans son organisation, ne suit pas non plus la même marche dans ses progrès. A différentes époques de la vie, il se manifeste des phénomènes qui font exception à la loi générale, et dont les uns sont stationnaires, tandis que les autres vont en sens inverse du mouvement commun. Dans l'enfance et l'adolescence, lorsque tout croît avec une prodigieuse activité, les capsules surrénales se flétrissent, le thymus finit par disparaître. Quand tout décroît dans un âge très-avancé, et jusque dans la dernière vieillesse, on voit se développer des pulpes dentaires; la nature semble revenir sur ce développement qu'elle avait comme oublié et laissé en arrière. Épuisée dans l'ensemble du système, elle peut encore communiquer la vie à un de ses points; l'action vitale anime soudainement un des appareils mous, et l'exsudation de la matière solide de la dent n'est que l'effet nécessaire de ce réveil organique. Les osselets de l'oreille et le globe de l'œil conservent, toute la vie, à peu près les mêmes dimensions qu'ils avaient reçues à l'instant de la naissance; ils diffèrent peu chez l'adulte de ce qu'ils étaient chez l'enfant. Ainsi l'influence du mouvement général n'embrasse pas dans sa sphère tous les organes, ou plutôt, elle n'agit pas de même sur tous. Ces intermittences d'activité et de repos, ces anomalies prédisposées et assujetties à une loi, cette espèce de vitalité temporaire et locale qu'on observe par rapport aux dents, en rend la formation et les diverses gradations, jusqu'à un certain point, comparables à la grossesse (ces comparaisons empruntées à d'autres fonctions doivent m'être permises pour expliquer un phénomène obscur, mais réel et contesté, quoique certain), comparables, dis-je, à la grossesse, dont le produit n'est pas toujours d'accord avec les proportions générales de la mère, et en particulier, avec les parties osseuses que le fœtus doit franchir. C'est-à-dire qu'il faut ranger la dentition dans la classe des fonctions passagères, isolées et liées aux effets généraux par des lois différentes de celles qui régissent les autres fonctions de l'économie. C'est même cette indépendance qui est le principe caché de toutes les variations dans le volume des dents, et qui modifie l'étendue proportionnelle de l'ordre secondaire de ces corps, considérés comme devant être substitués à la première dentition.

A l'appui de ces assertions, j'ai soumis à l'Académie diverses pièces anatomiques, propres à démontrer l'extrême variété des dents des deux ordres. La disposition systématique que j'ai choisie, représente au simple coup d'œil, que ces dents n'ont jamais des dimensions fixes et uniformes. J'ai, par le même arrangement, établi un parallèle entre chaque espèce de dents du premier ordre, et l'espèce analogue du second (1).

----

(1) Planches 5 et 6.

On remarquera, par exemple (1), des incisives moyennes supérieures secondaires, ayant une largeur qui varie depuis 7 millimètres jusqu'à 10 et 11, et une longueur qui varie depuis 16 jusqu'à 23 et 27 millimètres, comparées avec les dents de lait du même ordre, dont la longueur et la largeur offrent des disproportions analogues.

Les mêmes différences sont communes aux autres espèces de dents (2).

J'ai fait ma préparation de telle sorte, qu'une petite dent de lait se trouve opposée à une grosse dent secondaire de la même espèce (3), et qu'à une forte dent de lait correspond une des petites formes de sa remplaçante. Par ce moyen, je rends sensible l'effet qu'on remarque réellement chez certains enfants à la seconde dentition, chacune des dimensions secondaires pouvant se montrer à la place de chacune des dimensions primitives. On ne sera donc plus étonné de la diversité des rapports qui peuvent s'établir entre les deux dentitions, et l'on concevra comment il est possible qu'un sujet ait ses secondes dents, tantôt égales aux premières, tantôt plus petites ou plus grandes qu'elles ; en un mot, comment il s'opère un échange continuel de formes et de proportions entre les dents primitives et les dents

---

(1) Planche 5, fig. 1.

(2) Planche 5, fig. 2, 3, 4, 5, et Planche 6, fig. 1 et 2.

(3) Planches 5 et 6.

secondaires, sans que les os maxillaires y participent en rien.

C'est donc un point de fait reconnu, que comme il existe, d'un sujet à l'autre, des différences notables dans la proportion générale des dents et dans l'inflexion de la courbe qu'elles occupent, il existe aussi fort souvent, chez le même sujet, une grande variété dans les proportions d'une dent à l'autre. Tel individu qui aura ses incisives centrales supérieures très-larges, offrira immédiatement après des incisives latérales d'une extrême petitesse, puis des canines énormes ; de sorte qu'au lieu de cette gradation harmonieuse et d'un effet si agréable, c'est un passage brusque et saccadé du grand au petit et du petit au grand. Tel autre individu offrira de petites incisives exactement égales aux grandes incisives, exactement égales aux canines ; en sorte qu'il n'y aura pas la plus légère différence de diamètre entre deux dents successives sur tout l'arc antérieur, et cet aspect uniforme présentera une monotonie choquante. Ces disparates, qui sont un des objets spéciaux de l'art du dentiste, entravent plus ou moins l'arrangement des dents sur la courbe où elles sont implantées ; mais, je le répète, elles n'influent point sur sa longueur.

Si la substitution exacte des dents secondaires dépendait de l'accroissement des mâchoires, comme cet accroissement se fait selon des gradations régulières, il est évident que les déviations devraient toujours être les mêmes au côté droit comme au côté gauche, puisqu'il y a symétrie dans les parties et similitude dans la marche. Mais il arrive au contraire que ce désordre n'a souvent lieu que d'un côté. Est-il possible de supposer que l'accroissement aura été suffisant pour le côté bien ordonné, tandis qu'il aura été insuffisant pour le côté défectueux? Cette conséquence n'est pas admissible. Aussi n'est-ce pas dans cette grande fonction qu'il faut chercher l'explication des disparates. Il faut la chercher dans les résistances mécaniques qui ont lieu indistinctement sur tous les points de l'arc.

Ce désordre qui a lieu d'un côté, peut aussi (et c'est ce qui se manifeste le plus ordinairement) avoir lieu des deux côtés à la fois. Lorsque, dans la pratique, on rencontre ces sortes de cas, il importe d'extraire en même temps une dent à droite, et son analogue à gauche. Car si l'on se borne à n'ôter qu'une des deux, ainsi que le font quelques dentistes, la gauche, par exemple, voici ce qui résultera de la demi-opération. Bientôt, par la permanence de la pression qu'exerce la dent laissée à droite, toutes les dents intermédiaires entre ce point résistant conservé et l'autre point qui a été supprimé, abandonnent leur position verticale; elles se penchent à gauche vers le vide, le remplissent, et altèrent la symétrie que l'opération complète eût procurée. Cette inclinaison démontre que la tendance de toutes les dents vers la gauche n'est qu'un effet mécanique, déterminé par la résistance qui est restée à droite, et favorisé par la suppression de l'obstacle du côté gauche. Aussi le dentiste qui prévoit ces effets, retranche au même instant les deux dents de lait qui font obstacle à droite et à gauche. Alors, plus d'inégalité dans les circonstances latérales. Le vide étant pareil de chaque côté, il y a une sorte d'é-quilibre, et les dents secondaires qui avaient be-soin de cet emplacement artificiel, pour se ranger, se déployer et s'étendre, se portent avec une égale facilité de part et d'autre, et se partagent régulièrement l'espace que l'art a ménagé.

Mais si, au lieu d'extraire la dent de lait con-tiguë à la dent secondaire gênée, on voulait laisser cette dent de lait et supprimer la suivante, cette lacune inutile ne remédierait à rien, parce qu'il faut toujours que l'obstacle immédiat soit retranché. Dans ce cas, la dent de lait contiguë opposerait à elle seule la même résistance que si elle était soutenue par plusieurs autres.

Supposons le cas très-ordinaire, où l'extraction des canines de lait, à l'une et à l'autre mâchoire, devient nécessaire pour favoriser l'arrangement des quatre incisives nouvelles, dépourvues d'es-pace. Si, au lieu de les ôter, on supprime les mo-laires de lait, les canines, quoique n'étant plus soutenues ni arc-boutées, n'exécuteront néan-moins aucun mouvement vers ce vide pratiqué dans une place où il n'aurait pas dû l'être, et le désordre des incisives persistera toujours. De même, il serait inutile de retrancher la canine, au lieu de la petite incisive de lait, s'il s'agissait de remédier au dérangement de l'incisive centrale. Il en serait ainsi pour toutes les dents placées dans les mêmes circonstances.

Cet ensemble de faits détruit tout ce que M. Serres avance sur le développement successif et progressif de l'arc antérieur, puisque, dans tous les cas, la résistance est inflexible, puisqu'elle ne cède à aucun effort naturel, qu'on est obligé de l'enlever, et que l'arrangement ne s'opère jamais par l'effet de l'accroissement présumé, mais ne se rectifie que par la soustraction de l'obstacle.

On n'a pas manqué d'objecter que pendant la seconde dentition, le cercle alvéolaire sè dilate en épaisseur, de manière à présenter aux yeux les moins exercés une extension remarquable. Je ne conteste pas le phénomène. J'affirme seulement qu'il ne tient pas à un accroissement réel, pas plus que le gonflement de l'utérus, pendant la grossesse, suivie d'un retour sur lui-même, après l'expulsion du fœtus, ne peut être considéré comme un accroissement ou un décroissement. Mais ce phénomène dépend d'une cause locale et passagère, d'une disposition propre des parties, que je vais tâcher de faire entendre.

Les os maxillaires, par les deux natures de leur tissu, sont éminemment propres à seconder tous les accidents de la dentition, réguliers ou anomaux. Ces os, pour un moment comparables à une matrice, peuvent se dilater, se resserrer, suivre et protéger les dents qui se forment dans leur intérieur. N'y a-t-il aucune dent? le tissu spongieux de ces os ne présente rien de déterminé. Une dent vient-elle à se produire, la première grosse molaire permanente, par exemple? on aperçoit alors dans ce tissu une série de modifications fort dignes de remarque. Comme, au commencement de la formation de la dent, il n'en existe que la couronne, le réseau alvéolaire s'écarte par degrés pour lui préparer une cavité arrondie et lisse. Plusieurs dents voisines se forment-elles à la fois, ainsi que cela a lieu pour les incisives? pendant que la table osseuse antérieure reste dans l'inaction, la table postérieure s'écarte; elle semble, dans les premiers temps, ne faire qu'un seul alvéole, sans cloisons vers le sommet des couronnes; et celles-ci, observées à leurs bords tranchants, n'ont entre elles d'autre intermédiaire que les sacs membraneux très-minces dont elles sont entourées. Mais lorsque, plus tard, les racines se forment, le même réseau qui s'était épanoui, revient, s'interpose dans leurs divisions, et se moule autour de leurs branches, dont il reçoit l'empreinte. Dans le développement profond, des saillies très-visibles se manifestent au bord alvéolaire. Dès que les dents sont sorties, tout s'affaisse et se replie sur les racines, moins volumineuses que les couronnes; l'absence ou la perte des dents augmente encore cet affaissement. Ce singulier travail, qui peut, dans le cours de la vie, s'exécuter à plusieurs reprises vers les mêmes points, n'appartient qu'aux os des mâchoires, avec cette particularité, que les lames extérieures de ces os paraissent indépendantes du tissu alvéolaire proprement dit. Ces lames obéissent à l'accroissement général, tandis que la substance alvéolaire, tant qu'elle adhère aux racines des dents, demeure étrangère à cet accroissement; en sorte qu'il y a deux effets : extension dans les lames osseuses superficielles, occasionnée par le développement continu des os; fixité dans le tissu alvéolaire, déterminée par les dents qui y sont comme enchatonnées, et qui le retiennent constamment dans la même position à leur égard. Ainsi, l'inertie dont les dents sont frappées semble se communiquer au réseau alvéolaire, l'enchaîner en quelque sorte, et le soustraire à toute espèce de déplacement, pendant que les parois extérieures, libres de toute entrave, s'étendent comme en glissant sur la masse intermédiaire, maintenue immobile.

Ce double effet n'a pas échappé à la sagacité de M. Duval, qui le fait pressentir par des remarques très-curieuses consignées dans ses *Recherches* sur la position du trou mentonnier, mieux nommé par lui *trou maxillaire externe* (1).

---

(1) Bulletin de la Société de la Faculté de Médécine, t. 3, 8ᵉ année, 1812.

Il a observé que ce trou se déplace et s'éloigne
de la médiane. De mon côté, j'ai observé que les
dents sont stationnaires. Il y a donc quelque
chose de mobile, et en même temps quelque
chose d'immobile dans le système alvéolaire; c'est-
à-dire que les parois participent aux progrès de
la croissance générale, tandis que le tissu spongieux est invariable comme les dents elles-mêmes;
et si l'obscurité de ces faits mystérieux, si le
nombre encore insuffisant de ces observations
difficiles à suivre, laissaient quelque doute, il serait toujours permis de raisonner comme si cela
était ainsi dans la réalité, puisque les choses se
passent exactement selon cette apparence. Dès-
lors, il faut admettre que la substance de ce tissu
est douée d'une élasticité particulière, qui le rend
propre à s'ajuster à la diversité des formes que
les dents affectent elles-mêmes, et à s'accommoder
à toutes les phases de la dentition.

Il se peut donc qu'après l'achèvement des dents
secondaires, le tissu alvéolaire offre aujourd'hui
une cloison, là où était une cavité, et une cavité,
là où était une cloison, sans que ces permuta-
tions dépendent d'aucun accroissement.

Il est de fait qu'une dent secondaire naissante
n'est pas obligée de se renfermer dans l'alvéole
qui constitue son enveloppe primitive. Ordinairement elle s'empare de l'alvéole de la dent qu'elle
remplace; et si ces deux espaces ne suffisent pas
pour la loger, elle cherche la place dont elle a

besoin dans l'alvéole de la dent voisine, ou même dans les alvéoles des dents voisines. Ainsi l'alvéole d'une dent secondaire peut se former aux dépens de trois et même de quatre alvéoles des premières dents, suivant que l'influence variable de la santé aura établi plus ou moins de disproportion entre les secondes dents, actuellement soumises à cette influence, et les premières dents, qui depuis long-temps y sont soustraites. La destruction latérale des racines de ces dents le prouve; cette destruction n'a pu s'effectuer sans qu'il y ait eu ouverture des cloisons.

En jetant les yeux sur les pièces anatomiques que j'ai réunies à l'appui de ce Mémoire, on observera une portion de mâchoire inférieure, où une incisive secondaire à chacun des angles de son bord tranchant (1) inséré fort avant dans les lames osseuses droite et gauche; les cloisons latérales sont, ou entièrement, ou partiellement effacées. Ainsi les parois de l'alvéole d'une dent de lait ne se transportent pas pour continuer leur office à l'égard de la dent remplaçante; mais cette translation aurait lieu, s'il y avait accroissement : il n'y a donc pas accroissement.

On verra parmi les mêmes pièces (2) plusieurs canines de lait, dont la racine a éprouvé latéralement une perte de substance, par l'action absor-

---

(1) Planche 7, fig. 1.
(2) Planche 7, fig. de 2 à 24.

bante des appareils des petites incisives renfermées
dans l'épaisseur des mâchoires. L'empreinte est d'autant plus prononcée, que les incisives étaient plus
volumineuses, et qu'il leur a fallu plus d'espace. Ces
échancrures sont l'effet et la preuve de la pénétration : on y voit la trace subsistante d'un passage. La paroi latérale de l'alvéole de la canine
s'est ouverte, et la quantité de cette ouverture est
constamment en rapport avec l'étendue du sillon.
Lorsque les proportions de la dent agissante ne
s'éloignent pas sensiblement des proportions qui
conviennent, la pénétration est nulle ; lorsqu'elles
s'en écartent peu, la pénétration est légère ; elle
est profonde et quelquefois totale (1), dans le cas
d'une extrême disproportion. Ce phénomène est
si constant, qu'à la seule inspection des dents,
d'après leur position respective et le moment de
l'observation, je puis, avant l'extraction de celles
qui doivent être sillonnées, annoncer l'existence
et même le degré de la profondeur du sillon (2).

Si l'extraction des canines de lait est faite à

---

(1) Planche 7, fig. 10, 11 et 21.

(2) C'est ce sillon que, dans mon premier Mémoire, j'ai
appellé *usûre*, sans attacher à ce mot une signification précise,
me bornant à indiquer un effet, et ne prétendant ni en déterminer la loi ni en expliquer la cause. Je n'entendais pas plus
ce mot dans le sens d'une action mécanique ou d'un frottement, comme M. Serres le suppose, que M. Serres lui-même
ne l'a entendu dans ce sens, lorsqu'il a dit (pag. 103) que
« l'*usûre* est une *destruction lente* dont on ne peut donner au-
« cune raison physique. »

temps, les quatre incisives secondaires remplissent exactement l'espace qui était occupé par les quatre incisives de lait et en outre par les canines retranchées; en sorte que ces quatre nouvelles incisives, parvenues à leur terme, se trouvent en contact immédiat avec les molaires de lait. Ce remplacement de six dents par quatre s'est effectué sans que les molaires restantes aient changé de lieu; l'application du compas donnerait rigoureusement, de la molaire droite à la molaire gauche, après l'évolution des quatre incisives, la même distance linéaire que celle qu'on aurait mesurée avant leur sortie.

La canine m'a fourni les exemples les plus remarquables. Mais ce qui a lieu pour la canine, arrive indistinctement pour toutes les dents de la première dentition; et même, dans certains cas de développement tardif, on voit cette destruction s'opérer avec des circonstances pareilles sur les racines des dents secondaires. Tantôt les deux grandes incisives secondaires pénètrent dans l'alvéole des petites incisives de lait; alors, les racines de celles-ci sont sillonnées (1), ou bien elles s'évanouissent entièrement, suivant la largeur des deux grandes, et ces deux dernières prennent la place des quatre petites. Tantôt c'est la racine de la canine qui est détruite par l'action de la petite

____

(1) Planche 8, fig. 1 à 6.

incisive secondaire (1). A son tour, la canine secondaire, lorsqu'elle sort avant les petites molaires de la seconde dentition, agit sur la racine antérieure de la molaire de lait, détruit cette racine (2); et, si elle n'occasione pas la chute de la dent, elle éprouve, par la résistance de sa couronne, la déviation ordinaire.

Par un accident, qui n'est pas très-rare, on voit quelquefois à la première dentition deux dents soudées et réunies par une sorte de greffe par approche (3). Tantôt ce sont deux incisives qui sont ainsi accolées depuis la pointe de leur racine jusqu'au sommet de leur couronne; tantôt c'est la canine qui fait corps avec la petite incisive. Il arrive aussi que les racines de ces deux dernières dents ont été usées ensemble, et la succision qui s'est étendue de l'une à l'autre, est due à l'action de l'incisive secondaire qui vient remplacer l'incisive soudée; mais il est évident que le rapport des couronnes n'a pas varié, puisque, par l'effet de la jonction latérale, ces couronnes ne faisaient plus qu'une seule pièce. Or, cette jonction n'étant qu'accidentelle, il s'ensuit que ce qui a lieu pour les dents réunies, savoir, la destruction des deux racines et

____

(1) Planche 7, de 2 à 23.
(2) Planche 8, de 7 à 18.
(3) Même planche, de 19 à 25.

l'immobilité des deux couronnes, a lieu également pour les dents isolées; et d'ailleurs, il n'y a pas de raison pour que ce qui est vrai à l'égard de deux dents, ne le soit pas à l'égard de toutes. Supposons donc que toutes les couronnes des dents temporaires fussent soudées ainsi; cette adhérence générale, qui n'est pas démontrée impossible, n'empêcherait pas les secondes dents de préparer leur développement intérieur, et de suivre leur marche au-dehors; il n'y aurait de contrarié que la succession des chutes, ces chutes ne pouvant plus, dans cette hypothèse, s'effectuer successivement. Du reste, les formations intérieures s'opéreraient de même, et les couronnes resteraient immobiles pendant ces mouvements. C'est aussi ce qui a lieu. Pendant ces envahissements profonds, les couronnes visibles ne varient pas dans leurs rapports, soit sur une mâchoire, soit d'une mâchoire à l'autre, puisque les saillies et les enfoncements des couronnes se rencontrent et s'enclavent toujours de la même manière. Ainsi aucun des points de l'arc n'ayant changé, l'arc lui-même n'a point changé, c'est-à-dire que la courbe qui s'étend d'une molaire de sept ans à l'autre molaire de sept ans, n'est pas plus longue à la seconde dentition qu'à la première (1).

______

(1) On démontrerait plutôt que cette ligne, au lieu de s'allonger, se raccourcit par l'effet des facettes latérales dont il a été parlé plus haut (page 47); facettes produites par le

Il est donc indifférent à la nature qu'une dent soit régulièrement ou irrégulièrement substituée à une autre ; il lui suffit de favoriser, en général, le développement de tout le système dentaire, et elle y a pourvu par la substance des tissus et la disposition des appareils ; mais il n'est nullement nécessaire à ses fins que la canine agisse sur la canine, la molaire sur la molaire, l'incisive sur l'incisive ; tout, au contraire, est tellement approprié, les rapports sont si convenables, que, quels que soient les arrangements respectifs et les corrélations d'une rangée à l'autre, la fonction est toujours remplie. Le seul obstacle que la nature ne puisse vaincre, c'est celui que présente la couronne des dents, dont la racine s'était si facilement prêtée aux pénétrations intérieures. Cet obstacle est tel que l'adhérence de la portion de racine qui reste après la pénétration est aussi ferme, aussi intime que celle de la racine entière, et que la dent, quoique minée dans une fort grande étendue, ne résiste pas avec moins d'effort. Mais alors tout a changé ; les phénomènes organiques sont remplacés par des phénomènes d'un autre ordre et entièrement du domaine de la physique ; ce sont maintenant deux corps durs, inertes, dont l'un est depuis long-temps libre, et dont l'autre se dégage actuellement de ses en-

---

frottement des dents, et qui diminuent d'une quantité très-appréciable le diamètre transversal de chacune d'elles.

veloppes organisées ; ils résistent quelque temps l'un à l'autre ; mais bientôt le plus mobile, le moins résistant est dévié et prend une direction qui s'éloigne plus ou moins de celle qu'il avait d'abord suivie dans la profondeur des mâchoires.

Les dents, à la mâchoire supérieure, tendent à diverger au-dehors. C'est le contraire à la mâchoire inférieure ; elles y tendent à converger au-dedans. Mais quand l'arrangement est régulier, les formes des dents sont si bien appropriées à la position qu'elles doivent prendre aux deux arcades, que leurs bords latéraux y semblent affecter une direction parallèle, du moins si la comparaison s'établit d'une dent à sa voisine immédiate, et quel que soit leur écartement.

S'il arrive que ce parallélisme soit détruit par excès de divergence ou de convergence, alors, dans le premier cas (la divergence), les intervalles formeront des angles plus ou moins ouverts ; dans le second cas (la convergence), les bords des dents se recouvriront plus ou moins ; mais, de ces deux défauts, l'un ne dépendrait pas plus de l'extension de l'arc, que l'autre ne résulterait de son rétrécissement ; si l'on rejette le rétrécissement, il faut, pour être conséquent, rejeter aussi l'extension ; ou bien, pour que l'explication s'adapte à la diversité des faits, il faut admettre la double faculté ; mais l'alternative est inadmissible.

Ces deux exemples, si propres à mettre en

évidence le côté faible des théories qu'on propose,
sont, dans la réalité, l'effet d'une fausse marche
des dents ; cet effet est entièrement indépendant
de la dilatation ou de la contraction des arcs ; la
circonférence du cercle où les dents sont implantées, ne s'est ni agrandie ni resserrée. Ces appa-
rences, inverses l'une de l'autre, viennent de la
diversité de direction des dents, contrariées à
leur sortie, et, à cause de leur mobilité même,
déjetées en avant ou en arrière de l'arcade, par
un mouvement de nutation sur le bord osseux,
lequel est fixe dans sa longueur, et dont cette
double hypothèse prouve de nouveau l'immobilité.

L'accroissement, ou plutôt, l'allongement de
l'arc antérieur du bord alvéolaire n'entrait pas
dans le plan de la nature, qui ne veut rien
d'inutile. La nature avait pourvu à l'arrangement
définitif des secondes dents, sur cette ligne invariable, en se ménageant plusieurs moyens dans la
profondeur des mâchoires, tels que l'écartement
des tables osseuses, en plusieurs sens, opéré
par l'effet immédiat des appareils dentaires et la
marche de l'ossification faciale. L'ossification projetant ses sucs et portant de préférence son travail vers la région profonde des racines, redresse
peu-à-peu la trop grande obliquité de leurs positions originaires, et rend en même temps leurs
directions plus divergentes entre elles, plus rayon-
nantes circulairement. Ce mécanisme est difficile.

à décrire, et je le rendrai plus intelligible en le
comparant au développement de la huppe qui
couronne la tête du kakatoès, lorsque cet oiseau
en épanouit et en redresse les plumes, dont l'extrémité mobile représenterait celle des racines.
Tout étant fixe au bord alvéolaire, on peut le
considérer comme un axe courbe autour duquel
le mouvement s'effectue. Ce sont ces deux effets
simultanés, savoir, l'irradiation des racines et
leur redressement insensible, déterminés tous
deux par les progrès de l'ossification, qui change
dans l'adulte la position du menton et l'aspect général de la face. Une loi organique et une loi
physique concourent ensemble au même résultat.
Il semblerait même que la succession établie pour
l'arrivée des secondes dents est, jusqu'à un certain point, dépendante de celle qui est nécessaire
à l'ossification ; car, à la rigueur, les secondes
dents pourraient venir toutes à la fois, puisque
leur place est prête ; mais il fallait que leur arrivée fût successive, pour se combiner avec la progression lente de l'ossification ; ce qui explique-
rait pourquoi les dents viennent deux à deux de
part et d'autre de la ligne médiane.

Pour la dentition provisoire, l'allongement de
la courbe alvéolaire, depuis la symphise antérieure jusqu'aux dernières molaires de lait, est
manifestement progressif ; il a lieu par plusieurs
degrés et en plusieurs temps ; chaque degré est
mesuré par la paire de dents qui s'y présente.

Pour la seconde dentition, il se fait un nouvel allongement en arrière, aussi en plusieurs temps et par plusieurs degrés ; c'est une simple addition au premier développement déterminé par les trois paires de grosses molaires qui arrivent à chacune des mâchoires ; les deux extensions s'opèrent par le même procédé organique ; les deux périodes sont marqués par des phénomènes du même ordre, et complètent l'étendue réelle des lignes alvéolaires.

Mais l'acte de substitution des dents temporaires offre d'autres circonstances ; la nature ne se propose plus d'allonger les lignes alvéolaires, puisque cet objet est rempli ; son principal dessein est de procurer aux os maxillaires un accroissement en hauteur, afin de proportionner leur solidité aux dimensions des dents nouvelles. Les grosses molaires produisent sur les os, en arrière, des effets semblables à ceux que les remplaçantes opèrent en avant. Ces échanges se préparent profondément, et la formation lente des couronnes, leur déploiement sur les côtés, leur empiétement sur les alvéoles et sur les racines voisines, n'altèrent en aucune façon les rapports primitifs entre les dents de lait. Je ne saurais trop insister sur ce point de doctrine.

Une fois que chaque nouvelle couronne a franchi le bord alvéolaire, sa racine naissante, qui n'est encore qu'une espèce de conoïde tronqué (1),

______

(1) Planche 9, fig. 1.

s'achève ultérieurement (1) ; c'est ici le temps où l'ossification des mâchoires, après être restée long-temps stationnaire, prend un nouveau mouvement et une direction nouvelle, soit qu'elle se projette suivant le sens des racines qui s'allongent à chaque moment, par l'addition des couches successives, jusqu'à la pointe du conoïde, soit qu'elle se porte encore des parties antérieures vers les postérieures (2).

Il est si vrai que l'ossification maxillaire suit cette double marche, que le sommet des racines, ou plutôt, le point osseux auquel adhère alors le pédicule de la pulpe, est peu-à-peu entraîné par ce mouvement de l'ossification. Comme les pulpes, dans leur transport, déposent toujours de nouvelles couches sur les racines, celles-ci dessinent à la fois, sous une figure solide, désormais permanente, le trajet même que le corps pulpeux mou a parcouru, et qui a laissé ainsi des traces apparentes de son passage. Les configurations courbes et infléchies des racines, constatent l'entraînement des pulpes dans le mouvement osseux doublement combiné (3). Ces courbures et ces inflexions sont d'autant plus prononcées qu'on les observe plus en arrière ; sur la dent de sagesse, elles sont à leur *maximum* ; elles sont moins sensibles sur les dents plus rap-

---

(1) Planche 9, fig. 2.

(2) Même fig.

(3) Même planche, fig. 3.

prochées de la médiane, parce que la progression osseuse d'avant en arrière, plus faible là que partout ailleurs, y exerce moins d'influence. Cette disposition arquée des racines est commune à tous les animaux pourvus de dents. Je me bornerai à en montrer trois exemples tirés de trois espèces d'animaux (1). Il est cependant un cas d'exception dans lequel la courbure des racines ne dépend point du mouvement de l'ossification des mâchoires, ni par conséquent de l'entraînement de la pulpe. Je m'occuperai de cette exception (2), lorsque je parlerai de l'organe que M. Serres désigne sous le nom de *Gubernaculum dentis*, et auquel il attribue les fonctions que ce nom suppose. Mais quelles que soient les modifications des racines, les couronnes demeurent fixes au milieu du mouvement des os, et par conséquent la ligne alvéolaire est fixe elle-même. Le déplacement du trou mentonnier et celui du trou sous-orbitaire en fournissent une nouvelle preuve. Suivons avec quelque attention les progrès de ce phénomène.

Dans le premier âge, le trou mentonnier, très-voisin de la symphise et du bord alvéolaire supérieur, correspond perpendiculairement aux incisives. Il s'éloigne peu-à-peu de ces deux lignes, d'avant en arrière et de haut en bas, suivant une direction oblique.

____

(1) Planche 9.
(2) Voy. page 122.

A l'âge de sept ans, il se trouve vis-à-vis la racine antérieure de la première molaire de lait ; il partage alors la distance fixe en deux parties à-peu-près égales, et son abaissement au-dessous du bord alvéolaire est d'environ la moitié de cette distance (1).

A l'âge de vingt ans, il est arrivé vis-à-vis la racine de la dernière petite molaire de la seconde dentition ; il partage la distance fixe en deux parties inégales, dont $4/5^{èmes}$ d'un côté et $1/5^e$ de l'autre, et son abaissement au-dessous du bord alvéolaire est d'environ la moitié de cette distance (2).

Si ce trajet du trou mentonnier était l'effet d'une extension correspondante dans l'arc anté-rieur, la dent de sept ans (3) aurait suivi le mouve-ment, et le rapport de la position du trou à l'é-gard des deux limites n'aurait pas varié d'une ma-nière sensible. Mais ce rapport varie sans cesse et d'une quantité considérable. Il faut conclure de là que les limites sont immobiles, que les dents inscrites dans l'espace intermédiaire participent à cette immobilité, et que le trou seul a cheminé avec la surface osseuse (4)

Ainsi, la portion de cette surface AA qui pré-

---

(1) Planche 10, fig. 1.
(2) Même planche, fig. 2. B.
(3) Même planche, fig. 2. C.
(4) Même planche, fig. 1 et 2.

cédait le trou mentonnier dans sa translation , a d'abord franchi, comme en glissant, l'espace compris entre ce trou et la dent de sept ans C; elle s'est avancée sur cette dent même; elle a fini par la dépasser lors du terme de l'accroissement maxillaire; mais les dents n'ont point changé, et leur rapport de position, fixé dès l'origine et pour toujours, est demeuré indépendant du progrès de l'ossification.

Des mouvements et des rapports analogues se manifestent vers le trou sous-orbitaire dans la région où il est situé, et établissent, à cet égard, une relation parfaite entre les deux mâchoires. A la première dentition, l'origine de la tubérosité malaire correspond exactement à la dernière molaire de lait ; à la seconde dentition , cette saillie osseuse, au lieu de se trouver encore vis-à-vis la dent qui remplace cette molaire, c'est-à-dire, vis-à-vis la deuxième bicuspide, s'est au contraire reculée jusque vers l'intervalle entre la dent de sept ans et celle de onze ans. Ce déploiement n'a pu avoir lieu qu'en vertu du glissement des os, soit que la courbe antérieure se porte en avant , soit que les parties postérieures reculent sur les antérieures (ce qui est indifférent pour la question), puisque, dans l'un et l'autre cas, les dents, invariables entre elles, sont demeurées étrangères au mouvement.

Pareille marche s'exécute vers le plan horizontal de l'os palatin ; l'orifice du trou palatin postérieur offre des déplacements très-analogues à ceux du trou mentonnier. A six ou sept ans, la suture palato-maxillaire DD (1) s'aligne à l'intervalle entre la molaire de lait DD et la première grosse molaire permanente ; elle répond exactement à la limite supposée tracée par une ligne XX passant entre ces deux dents de droite à gauche , et à la même époque , le trou palatin EE (2), est situé vis-à-vis la dent de sept ans. Cette suture et l'orifice du trou se reculent de telle sorte qu'à vingt ans, c'est-à-dire, au terme de la dentition , et par conséquent au terme de tout accroissement osseux, ces premiers rapports n'existent plus; de nouveaux rapports se sont formés ; la différence entre le point de départ et celui d'arrivée est considérable ; le trou palatin FF (3), s'est reporté vis-à-vis de la dent de sagesse, même un peu au-delà, et la suture GG (4) a éprouvé un déplacement correspondant.

Ces mouvements , supérieur et inférieur, se sont effectués sans que les dents y aient pris part ; elles sont bien originairement la cause occasionelle du déploiement successif des os ; mais, dès que l'effet est réalisé pour une paire de dents, celles-ci demeurent stationnaires; les os seuls

---

(1) Planche 10, fig. 3.
(2) Même planche, fig. 3.
(3) Même planche, fig. 4.
(4) Même planche, fig. 4

continuent leur marche , obéissant à une impulsion nouvelle produite par une nouvelle paire de dents.

Toutefois il importe d'observer que , tandis qu'à la mâchoire inférieure, le trou mentonnier chemine de la symphise vers la dent de sept ans, à la supérieure , le trou palatin s'éloigne de cette même dent de plus en plus; et à la fin du progrès osseux, la distance que le trou palatin a parcourue est plus grande que celle qui est mesurée par la translation du trou mentonnier. Ainsi les deux mouvements sont uniformes sans être égaux ; le supérieur l'emporte en vitesse sur l'inférieur ; mais leur existence simultanée atteste l'immobilité des dents en haut et en bas. Les dents arrivant toujours deux à deux, elles se placent le long de l'arcade et s'y établissent à poste fixe ; elles semblent être là comme autant de jalons qui révèlent à l'observateur le passage de certains point mobiles, et lui font apercevoir l'indépendance du glissement des os par rapport aux dents.

Quant à l'inégalité des deux mouvements osseux, on s'en rendra compte aisément, si l'on réfléchit qu'à la mâchoire inférieure, le mouvement est ralenti par les obstacles que les dents temporaires lui opposent dans la partie osseuse qu'elles occupent, et où elles ont déja produit une première extension, qui ne devait presque plus varier ; car le volume des dents secondaires est ou doit être égal à celui des dents provisoires ; tandis qu'à la mâchoire supérieure, c'est un premier travail de la nature, qui se réalise tout entier par suite de la formation et de la sortie successive de trois dents, lesquelles complètent la plus grande étendue de l'arcade dentaire, en projetant en plusieurs sens leurs longues et épaisses racines ; c'est-à-dire qu'on n'observe plus en bas que quelques restes faibles et obscurs d'un phénomène à-peu-près consommé, lorsque en haut le phénomène s'opère intégralement.

Le sinus maxillaire entre en communauté de preuves avec tout ce qui précède. Principalement destiné à amplifier les surfaces propres à recevoir les racines trifides des molaires supérieures, à élargir la face et à se mettre en rapport avec les augmentations de la tête, il confirme aussi le principe déja démontré, en présentant un point fixe d'où partent les dilatations ; c'est le point antérieur de cette cavité faciale, celui qui est appuyé contre l'apophyse montante de l'os maxillaire, et qui s'y prononce par une espèce de gouttière verticale. Aux deux dentitions, cette gouttière correspond à-peu-près aux mêmes dents ; toute l'expansion du sinus s'est faite en arrière, vers les pommettes et vers l'orbite, pendant que la partie antérieure a sensiblement conservé les mêmes rapports. Cette partie, par cela seul qu'elle se trouve en-deçà de la ligne tracée en avant de la dent de sept ans, participe à la fixité qui devient comme le caractère de l'arc antérieur où elle est comprise ; la partie postérieure, au contraire, reçoit à elle seule tous les effets de l'expansion produite par l'arrivée des grosses molaires ; elle subit seule un déploiement auquel le cercle antérieur ne prend aucune part.

Ordre immobile et position invariable des dents, ordre mobile et progression variable des os, laquelle progression est manifestée, à l'intérieur, par la courbure des racines, à l'extérieur, par le déplacement des trous mentonnier et palatin ; tels sont les faits que l'ensemble des phénomènes attentivement observés met en évidence. Il s'ensuit encore que le développement des mâchoires ne s'opère point par le même mécanisme que celui des autres os du corps humain. Il n'en est pas du trou mentonnier ou sous-orbitaire à l'égard des dents, comme des trous nourriciers à l'égard des os longs. Les trous nourriciers conservent toujours leurs relations primitives avec les insertions musculaires qui les avoisinent. Quel que soit l'âge du sujet, leur position et leur distance, par rapport aux extrémités de l'os, demeurent les mêmes, malgré la progression générale de cet os en longueur et en grosseur. Dans les mâchoires, au contraire, tout s'exécute par régions distinctes, par localités qui n'ont pas de dépendances entre elles, et les résultats pourraient manquer tout-à-fait, si la succession des dents, qui en est la cause occasionelle, venait à s'interrompre.

Pour compléter l'observation, j'ajouterai que dans l'extrème vieillesse et après la chute des dents, toute la partie occupée par les alvéoles s'étant affaissée à l'une et à l'autre mâchoire, les crêtes alvéolaires paraissent respectivement rapprochées des deux trous, d'une quantité à-peu-près égale à la hauteur des alvéoles, en sorte que ces trous sont alors, de part et d'autre, voisins de ces crêtes et éloignés des bords osseux, c'est-à-dire qu'au dernier âge de la vie, les rapports de situation deviennent inverses de ce qu'ils étaient au premier âge, et par une cause inverse : il y a eu ici soustraction de la partie alvéolaire; mais la partie osseuse, et par conséquent, les trous mentonniers ou sous-orbitaires, n'ont point changé.

Ici donc, je le répète, se manifestent deux ordres de facultés bien distinctes et qui n'ont rien de commun que leur coexistence; chacun suit une loi particulière dépendante de son organisation propre ; leurs rapports extérieurs n'influent pas sur leur nature intime; il y a connexion, sans y avoir combinaison.

La mâchoire inférieure offre à l'examen du physiologiste une autre progression osseuse. L'os de cette mâchoire, dans l'enfance et jusqu'à sept ans, placé sur un plan horizontal HH (1), ne le touche

____

(1) Planche 10, fig. 1.

que par deux points ; savoir, en avant, par le
menton M, et en arrière, par l'extrémité de l'angle O. Toute l'étendue intermédiaire forme un
cintre surbaissé, dont la courbure MNO varie avec
les années. Chez l'adulte, l'espace vide s'est rempli,
la concavité s'est effacée, le rebord maxillaire
s'est redressé et s'applique sur le plan horizontal ;
avec les progrès de l'âge, ce rebord se renfle ex-
térieurement et s'arrondit en une courbe sail-
lante MNO (1), depuis le menton jusqu'à l'angle ;
alors il ne touche plus le plan HH que par son
milieu N ; et tandis que toute la partie inférieure
de l'os a ainsi éprouvé une révolution de l'arc
concave à l'arc convexe, le bord alvéolaire a conservé sa direction droite.

Il suit de là que si l'arrivée des trois grosses
molaires a, de sept à vingt ans, doublé la longueur du bord alvéolaire, le bord inférieur s'est
allongé de beaucoup plus du double. La matière
osseuse s'est donc propagée en excès vers la région inférieure, et l'accroissement, partant des
alvéoles toujours horizontales, toujours fixes par
la présence des dents, s'est dilaté vers le bord
libre avec des circonstances telles que cette divergence ne peut être attribuée qu'à la fixité de
la circonscription dentaire.

Ainsi le bord alvéolaire et le bord inférieur ne
suivent pas dans leur extension une marche égale

---

(1) Planche 10, fig. 2.

et uniforme; le développement de l'inférieur l'emporte en vitesse et en amplitude sur celui de l'alvéolaire ; et comme la situation des branches oppose une résistance angulaire, il en résulte en ce point une décomposition de forces qui fait prendre à tout le système la direction diagonale, et qui, ne s'interrompant point jusqu'à l'accomplissement du phénomène, explique le redressement des branches.

Un mouvement analogue s'étant opéré à la mâchoire supérieure vers les fosses nasales et les sinus, si, après l'accroissement achevé, on imagine les deux os maxillaires sciés à la base des dents suivant un trait horizontal, de manière que chaque os offre deux pièces l'une au-dessus de l'autre, l'une composée d'alvéoles, l'autre simplement osseuse; dans l'enfant, chaque point d'une des pièces répond verticalement à un point de l'autre, et à chaque mâchoire les deux cercles supposés se prolongent en un cylindre dont la zone osseuse est déprimée, mince et courte, tandis que la zone alvéolaire est haute, épaisse et renflée; dans l'adulte, la correspondance verticale n'a plus lieu ; les points corrélatifs ne sont plus situés sur un cylindre, mais sur une portion de surface conique, dont le bord alvéolaire occupe la petite circonférence, tandis que, par suite de son évasement, le bord osseux opposé en forme la base, et sans que la zone alvéolaire reçoive aucun développement nouveau ; la zone osseuse

prend de l'élévation, de l'épaisseur, du renflement; les contours voisins de la voûte palatine,
les apophyses montantes et les tubérosités ma-
laires s'exhaussent et se dilatent; le menton se
projette en avant, et cet épanouissement de la
face contribue à donner à l'homme fait le caractère de la virilité.

Au surplus, ces raisonnements sont confirmés
par l'inspection anatomique. On observe qu'à sept
ans, la partie alvéolaire est plus développée que
le reste des mâchoires, et la démarcation consiste
en une sorte de bourrelet circulaire dont toutes
les dents de la première dentition, en haut et en
bas, remplissent l'étendue invariable; le contour
de ces bourrelets est bordé et immédiatement
suivi par un sillon ou dépression très-sensible;
c'est cette dépression qui rend les fosses canines
et zygomatiques, à la mâchoire supérieure, et les
fosses mentonnières, à l'inférieure, si prononcées
à cet âge, si profondes, si rapprochées, et tous
leurs points osseux si minces. Ce gonflement alvéolaire est le résultat de l'accroissement que le
cercle des alvéoles a reçu, tandis que les parties
voisines n'y prenaient aucune part. Mais lorsque,
plus tard, les os maxillaires supérieurs et le corps
de la mâchoire inférieure se déploient, les dé-
pressions passagères disparaissent, et non-seulement les enfoncements se remplissent pour re-
gagner le niveau et s'aligner avec la saillie alvéolaire; mais les surfaces, continuant de s'avancer

6.

par un plan incliné, finissent par dépasser la limite de ce bourrelet. La seconde dentition est la
cause directe et active de ce nouveau développement osseux.

C'est ce qui explique encore pourquoi les secondes dents, situées dans ces régions, sont d'a-
bord placées comme à recouvrement, les unes par
rapport aux autres, et comment ensuite elles se
déploient progressivement dans le sens latéral.
D'abord elles ne trouvaient pas assez d'espace en
ce point pour s'arranger régulièrement, parce
que les os y manquaient d'étendue; lorsque ensuite l'épanouissement osseux, sollicité par la
présence des appareils pulpeux, s'est effectué, elles
ont pu se placer suivant les distances réglées par
la nature. Mais, pendant que les régions profondes sont en travail pour se dilater, la région
alvéolaire, antérieurement fixée par toute la première dentition qui l'occupe, reste étrangère à ce
mouvement, aussi bien que les dents qu'elle
contient; la permanence de celles-ci dans leurs
rapports primitifs, pendant tout le cours de la
seconde dentition, ne laisse aucun doute sur ce
point.

Destinés à protéger la formation de cinquante-
deux dents, à s'en pourvoir, à s'en dépouiller,
dans une succession de temps qui embrasse toute
la vie, les os des mâchoires ont reçu une organisation heureusement appropriée à ces fins; ils
peuvent se mettre en rapport, premièrement avec

les pulpes et les embryons dentaires, puis avec les
dents arrivées à leur forme parfaite, enfin avec la
perte même et la disparition de ces corps; la diversité de ces fonctions intermittentes n'aurait pu
se concilier avec l'uniformité de l'accroissement
général : de là l'accroissement particulier de ces
os, qui ressemble, sous ce point de vue, aux développements instantanés qu'on observe dans certains organes, ceux de la génération, par exemple, et les mamelles, soit que ces organes acquièrent tout-à-coup leurs dimensions spéciales, après
que les autres systèmes sont parvenus à leurs dimensions absolues et sans que le reste de l'économie y participe; soit que le développement local se fasse par parties et en différents temps.

Ainsi, abstraction faite du mouvement vital,
qui, sans doute, ne s'interrompt point, mais dont
les effets peuvent être insensibles, l'accroissement
maxillaire offre trois phénomènes spéciaux et
presque trois époques distinctes. D'abord, les
dents de lait, en se formant et en se dévelop-
pant dans l'épaisseur des mâchoires, font acquérir
à ces os une première extension qui ne doit plus
varier. Les secondes dents arrivent ensuite, plus
nombreuses que les premières, et elles sont de
deux sortes; les unes remplacent les dents de
lait, sans accroître l'étendue primitive; les autres
s'ajoutent à leur suite; ce sont les grosses molaires, lesquelles prolongent en arrière la courbe
maxillaire, en s'appuyant sur les extrémités fixes

de l'arc antérieur, indépendant de l'addition des nouvelles dents. Enfin, par l'effet de cette addition des grosses molaires, par la plus grande dimension de leur pulpe, par leur action sur la substance des os, la hauteur des mâchoires augmente; le bord osseux, en bas et en haut, s'évase et s'éloigne du bord alvéolaire, sans que celui-ci ait pris part au changement de distance et de rapport.

Il suit de là que l'étendue antérieure de l'arc, destinée, chez l'enfant, à contenir les deux dentitions, n'est pas plus variable que l'étendue totale ne le devient chez l'adulte, quand l'accroissement général est terminé. Cet accroissement général s'est composé d'accroissements partiels et successifs, dont chacun est resté fixe après son accomplissement; cette fixité est commune à chaque partie comme au tout, et l'on pourrait dire que le tout est fixe, parce que chaque partie l'est elle-même. Les seize paires s'ajoutent bout à bout, sans dilatation ultérieure, et à toutes les époques de la dentition, chaque extrémité de rangées dentaires doit être considérée comme un point immuable, comme un lieu de station et de repos.

La liberté de la mâchoire inférieure laisse aisément concevoir le jeu de ses actions diverses, cette mâchoire n'ayant de connexion osseuse avec le crâne que par deux extrémités articulaires, mobiles et contiguës à deux points seulement de la base du crâne. Mais à la mâchoire supérieure,

on pourrait supposer des obstacles physiques,
parce que les os se trouvent enclavés de toutes
parts. L'objection n'a pas échappé à M. le docteur
Serres, qui repoussant, pour tous les cas possibles, les explications mécaniques, accueille
néanmoins celle-ci sans répugnance. « La mâchoire supérieure, dit-il (pag. 154), enclavée
« au milieu des os de la face, éprouve, dans son
« accroissement, des obstacles étrangers à la mâ-
« choire inférieure; l'arc antérieur y est gêné dans
« son développement, tandis qu'à la mâchoire in-
« férieure, il acquiert les dimensions nécessaires. »
Mais, je le demande, depuis quel temps la combinaison variée des os de la face est-elle devenue
un obstacle à leur développement? Si cet obstacle
existe, pourquoi ses effets ne sont-ils pas con-
stants? et si la mâchoire inférieure est libre, pourquoi la dentition y montre-t-elle les mêmes dérangements que s'il y eût eu le même obstacle?

L'objection n'est donc pas conséquente, et
c'est une remarque que je fais ici en passant.
D'ailleurs, la difficulté n'est qu'apparente; les os
voisins sont favorables, au contraire, aux mouvements que l'os maxillaire doit exécuter sous
l'effort successivement prolongé des molaires qui
surviennent; le complément de l'évasement de
l'arcade s'opère par la dilatation lente et graduée
du sinus, laquelle a pour cause immédiate, non
l'extension générale de la tête, mais la forme des
racines des dents supérieures. Ces racines se di-

visent en trois crochets, dirigés l'un vers la voûte palatine, les deux autres vers les joues; elles ont donc une grande divergence à leurs extrémités, et cette divergence oblige la surface osseuse à s'écarter pour les recevoir. C'est ici un effet local, presque mécanique, et dont les différences suivent celles des racines elles-mêmes.

On retrouve encore ici l'admirable proportion établie par la nature entre les moyens et la fin. Partout où l'accroissement en longueur est achevé, et où il ne manque que de la hauteur, ce sont des racines simples qui plongent perpendiculairement, mais qui occupent moins d'espace, ou qui n'en occupent pas plus dans l'intérieur, que la couronne n'en occupe à l'extérieur. Mais lorsqu'il s'agit de pourvoir en même temps à la hauteur des os et à l'allongement de l'arc, les racines des dents tiennent plus de place au-dedans que les couronnes au-dehors. Cette configuration des racines, si propre à étendre les points profonds, allonge en effet le bord inférieur de la mâchoire inférieure, allonge et élargit la cavité maxillaire de la mâchoire supérieure, c'est-à-dire qu'en bas elle n'agit que dans un sens, tandis qu'en haut elle agit dans deux. Aussi observe-t-on qu'à la mâchoire inférieure les racines multiples n'ont que deux crochets divergents; car il était inutile que la paroi osseuse s'y étendît en épaisseur. Mais à la mâchoire supérieure, ces racines divergent par trois crochets, parce que la surface devait s'y étendre à la fois en longueur et en épaisseur.

Le rapport qui existe constamment entre les racines des dents primitives et celles des dents de remplacement, à l'une et à l'autre mâchoire, confirme cette loi. Les molaires de lait avaient à concourir, chez l'enfant, à un déploiement osseux et à l'extension de l'arc; elles devaient remplir, dans le premier âge, le même office dont les grosses molaires s'acquittent dans l'âge adulte; elles ont, en conséquence, été pourvues de racines multiples divergentes. Mais comme l'arc n'avait plus à s'agrandir lors du remplacement, le moyen d'agrandissement ne se reproduit plus dans les remplaçantes; les petites molaires de la seconde dentition, échangées contre les molaires de lait, n'ont que des racines pivotantes, et c'est ce qui a lieu, sans exception, pour toutes les dents de remplacement, qui ne doivent plus modifier les dimensions de la courbe destinée à les recevoir, mais seulement s'y inscrire bien ou mal; car il ne faut pas considérer comme une bifurcation de ce genre la division (1) que présentent les racines des petites molaires supérieures. Cette division n'est pas constante, et lorsqu'elle existe, c'est uniquement afin de proportionner la largeur des racines à l'épaisseur du bord alvéolaire, déja préparée par les molaires de lait, et non pour allonger

____

(1) Planche 11.

l'arc, puisque dans le sens de la longueur de l'arc, les petites molaires sont plates et minces, c'est-à-dire qu'elles ont une conformation précisément d'accord avec la loi que je viens d'énoncer. Au surplus, il est facile de juger que les racines de ces dents doivent être presque indifféremment réunies ou divisées, à cause de leur aplatissement seul ; car d'autres racines qui ont aussi pour élément cette forme aplatie et qui se montrent ordinairement simples, vont néanmoins quelquefois en se bifurquant (1). De telles divisions se rencontrent aux racines des canines inférieures. Leur caractère, comme celui des racines des petites molaires supérieures, étant d'être aplaties, elles sont toujours plus ou moins profondément cannelées de deux sillons longitudinaux opposés, que la moindre cause peut écarter pendant la formation de la dent, et que souvent, en effet, elle disjoint. Ainsi la bifurcation ne sera pas plus un signe constant pour les petites molaires supérieures, que la disposition simple ne l'est pour les racines des canines inférieures ; et cela est si vrai, que souvent, sur le même sujet, une petite molaire à droite est bifurquée, tandis qu'à gauche la petite molaire correspondante est simple. D'où je me crois autorisé à établir en principe, qu'il est de l'essence de toutes les dents remplaçantes, d'être pourvues de racines simples, et que la di-

____

(1) Planche 12.

vision de ces racines ne saurait être envisagée
que comme une sorte de dédoublement accidentel, tantôt plus fréquent, tantôt plus rare, mais
d'ailleurs sans influence sur les capacités alvéolaires ; en sorte que cet accident ne change rien
à une considération générale de physiologie dentaire, qui paraît incontestable. Quant aux petites
molaires inférieures, elles n'offrent jamais de bifurcation, parce qu'à la mâchoire d'en-bas, elles
n'ont pas même besoin d'augmenter l'épaisseur
de l'os. Enfin, s'il ne venait pas de dents remplaçantes, ou qu'un certain nombre de ces corps
manquât de se développer, les os des mâchoires
resteraient courts, grêles et rétrécis, sans rapport
avec les accroissements généraux, et en particulier
avec ceux du crâne. Si j'avais pu conserver quelques doutes sur l'ensemble de ces phénomènes,
ce fait négatif, qui s'est présenté plus d'une fois
à mon observation, aurait achevé de me con-
vaincre. Quand une chose est vraie, sous quelque
point de vue qu'on l'envisage, les preuves à l'appui arrivent de toutes parts. Voici encore un fait
bien remarquable, qui démontre surabondam-
ment que l'accroissement des mâchoires n'est, ni
uniforme pour chacune d'elles, ni simultané pour
les deux.

Il est des points qui, quoique placés dans la
sphère du mouvement, demeurent stationnaires ;
ce sont des espèces de pivots qui restent fixes,
quand tout est mobile autour d'eux. La nature les

a établis dès l'origine et les conserve comme des témoins; elle les a disposés d'avance pour les remontrer à la seconde époque tels qu'elle les avait fait voir à la première. Mais la loi dont il s'agit n'est pas commune aux deux arcs, et cette différence dérive de celle qui a lieu dans les rapports de ces arcs avec les os voisins. L'arc supérieur, d'abord plus étroit de droite à gauche à l'âge de sept ans *a b* (1), se dilate très-sensiblement dans ce sens, à mesure que la seconde dentition s'opère *c d;* l'arc inférieur, au lieu d'offrir une dilatation latérale, présente, de droite à gauche, la même distance aux deux époques de la dentition EE *ee* (2), c'est-à-dire, avant et après la substitution des dents de remplacement.

On s'en assure par une expérience facile; il suffit de mesurer, aux deux époques, l'écartement des arcs alvéolaires, au moyen d'un compas d'épaisseur, en appliquant les pointes sur la lame osseuse externe, qui recouvre chaque dernière grosse molaire de lait. A la mâchoire supérieure, cette distance, prise sur un sujet enfant, n'est pas égale à cette même distance mesurée sur le même sujet devenu adulte; la différence des deux distances est même assez considérable; à la mâchoire inférieure, elle est nulle. Voici comment on rend raison de ce fait.

---

(1) Planche 13, fig. 1.
(2) Même planche, fig. 2.

L'arcade supérieure, liée à tout le système osseux facial, et favorisée dans son développement par l'épanouissement de la face, par la dilatation progressive des sinus maxillaires, par l'augmentation graduée du volume des dents dans chaque alvéole, et surtout par l'extension du plancher palatin, dont l'effort agit perpendiculairement sur tout le pourtour de la bouche, l'arcade supérieure, dis-je, ne devait pas s'étendre plus rapidement que les pièces où 'elle est enclavée. L'arcade inférieure, au contraire, appartient à un os qui, ne s'articulant que par ses condyles, à la base du crâne, ne pouvait recevoir de l'accroissement général aucun secours auxiliaire pour son propre accroissement ; il était donc nécessaire que la nature suppléât à ce défaut par d'autres moyens. La nature a, en effet, remplacé l'action presque mécanique des forces auxiliaires qui lui manquaient, par la prédisposition des formes.

A la mâchoire d'en-bas, non-seulement les molaires de lait sont, de droite à gauche, plus épaisses en volume que ne le sont celles d'en-haut ; mais les premières ont encore à leur base une partie plus épaisse, dans le même sens, que le reste de la dent. Cet excédant d'épaisseur forme vers le collet une espèce de renflement particulier (1). Du bord de la surface triturante part un plan incliné, qui forme une espèce de talus, et

____

(1) Planche 13, fig. 3.

dont le pied arrive à la lame alvéolaire externe ;
de telle sorte que la couronne de la dent ressemble à un prisme quadrangulaire tronqué sur
un de ses pans. Si l'on fait abstraction des pro-
tubérances mamelonnées et des inégalités secondaires ou accidentelles, ou bien, si l'on suppose
inscrites sous un trait carré ces saillies étrangères à notre objet, la direction du biseau externe
forme, avec le plan vertical externe de l'alvéole
supposé prolongé, un angle d'environ vingt-cinq
ou trente degrés, tandis que la surface interne de
la dent et la lame alvéolaire interne se trouvent
dans le même plan vertical. Cette disposition ne
se retrouve pas à la mâchoire supérieure, ou du
moins, elle ne s'y retrouve pas avec les circonstances que je viens d'y faire remarquer.

L'excédant dont il s'agit est évidemment étranger à la fonction spéciale de broyer les aliments ;
car la surface triturante n'a que la largeur convenable pour l'acte de la trituration, et elle est proportionnellement beaucoup plus étroite qu'il ne
conviendrait au volume total ; d'où il suit que
cet excédant a une autre fin que l'usage actif de
la dent.

Cette fin, c'est de soutenir, de limiter en-dehors
la paroi osseuse, en maintenant et la correspondance des surfaces triturantes aux deux arcs,
et la concentricité de l'arc supérieur relativement
à l'inférieur. Le renflement qui remplit ces con-
ditions existe dès le premier âge ; le *maximum*

d'écartement de la lame alvéolaire s'opère en même temps que la dent formée dans l'alvéole s'élève au-dessus de sa cavité. Dès trois ans, ce mécanisme organique porte l'os à la place qu'il doit occuper à douze, pour recevoir la dent de remplacement, sans l'intervention ultérieure d'une force supplémentaire qui n'existait point à la mâchoire d'en-bas, par le défaut de connexité de cette mâchoire avec le reste du système facial.

A la mâchoire supérieure, au contraire, les surfaces externes et internes des molaires de lait, quoique bombées l'une et l'autre, marchent parallèlement, et sont coupées à angle droit par le plan triturant(1). Ici, point de renflement à la base, point d'excédant de solide destiné à écarter les lames osseuses; une telle disposition serait superflue pour cette mâchoire; les forces auxiliaires et les moyens d'accroissement tirés des développements voisins étaient suffisants.

Ce n'est pas tout. La partie osseuse occupée, chez l'enfant, par les molaires de lait est plus épaisse que chez l'adulte, après l'arrivée des petites molaires remplaçantes; et comme la distance externe des deux points ne diffère plus d'un âge à l'autre, c'est la différence de l'épaisseur osseuse qui en apporte une très-sensible dans la distance interne d'une molaire à l'autre. Cette distance

---

(1) Planche 13, fig. 4.

est notablement plus petite à la première dentition, plus grande à la seconde.

Mais comment arrive-t-il que la courbe intérieure augmente, sans que l'extérieure participe
au mouvement? Deux choses sont ici à considérer. D'abord, la dent remplaçante, en s'élevant,
prend pour limite de son ascension verticale le
point extrême du plan incliné dont nous avons
observé l'existence à la base inférieure externe de
la molaire de lait, et elle monte à fleur du bord
osseux; ensuite, la dent de remplacement, beaucoup plus étroite que la dent de passage, permet
à la lame alvéolaire interne de s'affaisser pour
s'appliquer immédiatement sur elle (1). De là la
différence de l'épaisseur osseuse; de là aussi l'ampliation de la courbe intérieure, sans que l'extérieure y ait pris part; ampliation qui était nécessaire à la capacité buccale, pour loger la langue
dont le volume est augmenté. Ce mouvement
simple se lie d'ailleurs à l'évasement général que
l'on remarque vers le bord inférieur de la mâchoire d'en-bas, à mesure que la prolongation
des longues racines secondaires détermine une
nouvelle distribution de l'ossification vers les parties profondes.

A la mâchoire supérieure, on ne trouve plus
aucun rapport entre les distances observées dans
les mêmes points, à chaque dentition; depuis

______

(1) Planche 13, fig. 2.

la partie externe des racines de la grosse molaire,
d'un côté, jusqu'au point correspondant de l'autre
côté, y compris la lame osseuse, fort mince, qui
les recouvre, l'écartement du compas est moindre
à la première dentition qu'à la seconde (1).

Cette différence vient de ce que le développement de l'arc supérieur est enchaîné à celui de
toute la face. Ici l'intervalle circonscrit dans le
cercle n'est pas libre, comme à l'autre mâchoire;
une portion osseuse horizontale se rattache à l'arc
dentaire; c'est le plan palatin, espèce de voûte,
dont la retombée s'appuie sur la courbe des dents,
et qui exerce, à la manière des voûtes, une
poussée perpendiculaire sur les parois des alvéoles. L'extension de ce plancher, qu'il ne faut
pas séparer des développements profonds occa-
sionés par la formation des grosses molaires, de
ce plancher, qui, très-étroit dans l'enfance, s'é-
largit avec l'âge dans le sens horizontal, cette
extension, dis-je, écarte le rebord à l'intérieur.
A l'extérieur, l'écartement est produit par l'expansion de la cavité maxillaire qui, entraînant dé
part et d'autre, et en sens contraire, les extrémités du rebord, redresse et aplatit la courbe.
Le tissu alvéolaire interposé et les dents qu'il renferme obéissent naturellement à ces deux efforts
qui concourent.

------

(1) Planche 13, fig. 1.

7

Ainsi, en haut, l'épanouissement est un travail progressif, qui s'exécute sous la dépendance du développement facial, et qui est favorisé par le jeu de plusieurs plans osseux, agissant les uns sur les autres. Cette complication de parties, cet enchevêtrement d'actions, ne permettaient pas qu'aucune distance à la mâchoire supérieure fût fixée à l'avance, comme à la mâchoire inférieure, où l'arc alvéolaire est, pour ainsi dire, sans rapport avec le système facial. Mais il faut observer encore une fois que le mouvement n'est qu'un redressement général de la courbe autour de la ligne médiane, qui en est l'axe immobile; que les dents déja placées n'ont plus varié dans leur position respective, et que la longueur totale d'une molaire à l'autre demeure, après la seconde dentition, la même qu'elle était après la première : c'est-à-dire que la nature a opéré sur la mâchoire inférieure isolée, par une disposition locale et mécanique; sur la mâchoire supérieure enclavée, par un évasement graduel et organique; mais de telle sorte que le phénomène étant achevé, les nouveaux résultats sont encore en rapport.

Ainsi, les courbes osseuses alvéolaires diffèrent inégalement, selon l'époque où elles sont observées. A la première dentition, l'inférieure a plus d'amplitude que la supérieure, et toute la portion antérieure de la circonférence externe y demeure fixe; cette portion est commune à la première dentition et à la seconde. La courbe supérieure, au

contraire, varie entièrement, et il n'y a plus rien
de commun entre les deux dentitions. Ici la nature fait encore admirer sa prévoyance accou-
tumée, en appropriant à ses fins les conforma-
tions qui semblent en apparence les plus opposées
à son but. Car il est évident qu'il y a d'abord un
excédant de la mâchoire inférieure sur la supérieure, et cependant ce sont les dents d'en-haut
qui finissent par entourer celles d'en-bas, de manière que le cercle des premières est extérieu-
rement concentrique à celui des secondes. Cet
emboîtement s'opère par degrés ; il est le résultat
définitif d'une marche lente et progressive, l'effet
composé de trois causes, savoir, l'élargissement
de la voûte palatine, l'inflexion de l'arcade alvéolaire, et la moindre épaisseur des dents substituées.

Ces notions établies jusqu'ici sur des phénomènes qu'on a supposé s'être accomplis dans
l'état de santé, au milieu de l'harmonie parfaite
de toutes les fonctions vitales de l'individu, sont
susceptibles de se modifier, dès que cette harmonie est sensiblement troublée.

Lors donc que, dans l'enfance, une altération
marquée des fonctions nutritives vient à sus-
pendre l'accroissement général, et par conséquent
celui des mâchoires, l'action des appareils for-
mateurs des secondes dents a dû en souffrir plus
ou moins. Aussi quelquefois plusieurs de ces appareils sont flétris au point de devenir incapables

de la sécrétion dentaire. Si cette stagnation a lieu dans l'intervalle de la première dentition à la seconde, il est facile de concevoir comment l'arcade supérieure peut rester, pendant un certain temps, même pendant toute la vie, privée de son développement intégral et de plusieurs de ses dents; ce n'est qu'un effet des entraves pathologiques qui ont affecté tout le système osseux, et par conséquent, le système facial et alvéolaire. Mais le contour inférieur ayant son écartement préparé et même accompli, vers l'extrémité de l'arc occupé par les dents primitives, paraîtra comparativement plus développé que le supérieur, vers la région des molaires de lait. C'est une suite du volume plus grand de ces dents, combiné avec la saillie externe de leur plan incliné; car le système osseux ne peut pas avoir moins souffert à cette mâchoire qu'à l'autre.

Cette observation suffit pour détruire le raisonnement de M. le docteur Serres, qui prétend que l'arc supérieur peut rencontrer des empêchements mécaniques à son développement, parce que, dit-il, « La mâchoire supérieure, enclavée « au milieu des os de la face, éprouverait, dans « son développement, des obstacles étrangers à « la mâchoire inférieure; l'arc supérieur est « gêné, contrarié, tandis que l'inférieur acquiert librement ses dimensions. » (Pag. 154.) Cette proposition est inadmissible. Mais l'arcade supérieure, dépourvue de moyens auxiliaires qui lui appartiennent, et dépendant dès-lors, pour son développement, de moyens auxiliaires voisins, a besoin qu'aucune maladie grave ne suspende l'accroissement du système facial, auquel se trouve lié le sien propre. Au contraire, l'arcade inférieure est presque soustraite à cette influence; une loi mécanique y prépare constamment d'avance le rapport d'extension nécessaire à l'une et à l'autre dentition. Quant aux irrégularités de la dentition même, elles sont tout aussi fréquentes en bas qu'en haut, et elles ont pour cause, non le défaut d'accroissement osseux, comme le prétend M. le docteur Serres, mais le défaut de proportion entre les deux dentitions.

Toutes les considérations qui précèdent, établies sur des faits incontestables, doivent faire admettre les propositions suivantes comme un résumé de toute cette doctrine, particulièrement en ce qui concerne ses applications à l'art du dentiste.

1° La longueur générale de l'arc, compris d'une dent de sept ans à l'autre, et supposé développé en ligne droite, est une longueur tellement variable, d'un sujet à l'autre, qu'on pourrait presque dire qu'il n'en est pas deux de la même étendue. Dans le premier âge comme dans le second, on voit varier cette longueur pour l'arc supérieur, depuis 6 centimètres jusqu'à 8, et pour l'arc inférieur, depuis 5 centimètres jusqu'à 7. Mais, chez le même individu, la longueur de cet arc n'offre aucune différence du premier âge au second. Que l'arrangement des dents secondaires soit régulier ou irrégulier, cette longueur est toujours la même.

2° Comme il n'y a point entre les deux dentitions une dépendance telle que l'une succède à l'autre avec une parfaite régularité d'arrangement, il peut arriver que les secondes dents naissent par rapport aux premières, ou plus grosses, ou égales, ou plus petites (1); il peut arriver encore que les secondes dents se trouvent espacées, tandis que les premières étaient en contact, et *vice versâ:* d'où il suit que les difficultés de l'arrangement peuvent être plus grandes, ou moins grandes, ou tout-à-fait nulles; que lorsqu'elles ont lieu, la loi générale de l'accroissement, stationnaire dans la limite indiquée, ne peut y remédier, et que, dans ce cas, c'est à l'art seul à corriger les irrégularités de la nature.

3° Quelles que soient ces inégalités, il existe toujours entre la position de la canine de lait et celle de la canine secondaire, une relation si constante, qu'elle peut être considérée comme caractéristique. Cette relation consiste dans le renversement du rapport suivant lequel la canine de lait et la canine secondaire partagent l'espace compris entre la ligne médiane et la dent de sept

---

(1) Planches 5 et 6.

ans, limites invariables (1). A la première dentition, la canine est plus près de la médiane que
de la dent de sept ans ; à la seconde dentition,
elle s'est rapprochée de la dent de sept ans en
s'éloignant de la médiane. Il s'ensuit qu'on peut
ranger sous deux groupes les dents qui, à droite
et à gauche, occupent l'arc antérieur, savoir, un
groupe central, comprenant de part et d'autre les
deux incisives et la canine, et un groupe latéral,
comprenant les deux molaires. Le groupe central
est toujours plus resserré que le latéral, à la première dentition, tandis qu'à la seconde, c'est le
groupe latéral qui est plus resserré et le central
plus étendu. Ainsi, le groupe latéral est remplacé
par un groupe moindre, et le central par un
groupe plus grand. Dès-lors, rien de changé dans
la dimension générale; ce que les dents de côté
ont de moins en étendue, les antérieures l'ont de
plus; ce qui est perdu d'une part est regagné de
l'autre.

4° Lorsque les secondes dents ont leurs dimensions totales plus grandes que celles des premières
dents, la nature s'est ménagé deux ressources
pour arriver à ses fins: l'une intérieure, savoir,
la pénétration latérale dans les racines de lait;
l'autre extérieure, savoir, la déviation, qu'on peut
en effet considérer comme étant aussi une ressource.

---

(1) Planche 13, fig. 5 et 6.

5° Si, pour prévenir ou pour corriger la difformité produite par la déviation, le dentiste retranche la petite molaire, la canine se trouve trop
près de la dent de sept ans, d'une quantité mesurée par toute l'épaisseur de la molaire retran-
chée ; s'il ôte la canine, la petite molaire, alors en
contact avec la petite incisive, se trouve trop
près de la ligne médiane, de tout le diamètre
transverse de la canine. Mais cette altération des
rapports de distance, opérée de chaque côté,
n'influe pas sur la longueur totale de l'arc ; cette
courbe ne change que d'inflexion, par l'effet des
nouvelles formes, des nouveaux diamètres, du
nombre et des nouvelles positions des dents de
remplacement.

Il me reste à présenter aux yeux quelques
exemples des rapports et des différences qui existent entre les dents inscrites dans la courbe antérieure, d'un individu à l'autre. A l'aide du compas, j'ai soigneusement pris la mesure de beaucoup de premières dentitions ; j'ai aussi mesuré,
à la seconde dentition, le diamètre des dents qui
doivent naturellement répondre à celles de la
première ; j'ai en même temps, par des dessins
exacts, fixé les résultats de la comparaison. Je me
bornerai à rapporter six de ces résultats, comme
comprenant dans leurs rapports d'époques et de
grandeurs, tous les cas et toutes les variétés possibles.

I. Correspondance des deux dentitions, depuis

la médiane jusqu'à la dent de sept ans, et division de cet espace en deux groupes réciproquement corrélatifs (1).

II. Préparation de M. Breschet. Mâle âgé de 3 ans 3 mois; n° 5 de la collection des cabinets de l'École de médecine (2).

III. Préparation de M. Moulinier. Mâle âgé de 5 ans; n° 7 de la même collection (3).

Sur l'un et l'autre sujet, toutes les dents sont en contact; néanmoins, la différence frappante dans leur volume, produit nécessairement une différence correspondante dans la longueur de la ligne générale. Car on conçoit que les arcs composés d'éléments aussi divers par leurs dimensions, doivent différer autant que ces éléments eux-mêmes.

IV. Dents de lait extrêmement espacées entre elles (4). Cette conformation, qui se présente très-fréquemment, est primitive, originelle; elle n'est point le résultat d'un accroissement ultérieur; c'est-à-dire que ces dents ne se sont jamais séparées ainsi, après avoir été précédemment en contact. On le prouve par l'absence des facettes, dont il a été parlé plus haut (pag. 46-47) : point de frottement, par conséquent point d'usure.

V. Dents d'adulte de la plus grande dimen-

----

(1) Planche 13, fig. 5 et 6.
(2) Planche 14, fig. 1.
(3) Même planche, fig. 2.
(4) Même planche, fig. 3.

sion (1), mais où le développement moins étendu que chez l'enfant de la collection de l'École, numéroté III, est égal à celui de l'exemple précédent, dans lequel le volume de chaque dent, pris isolément, est très-petit, mais où l'étendue générale s'augmente de tous les intervalles naturels qui séparent les dents entre elles.

Ces deux dernières dispositions, si elles eussent dû se succéder l'une à l'autre sur l'arc de l'exemple n° IV, auraient donné lieu à une substitution régulière.

Si au contraire les dents de l'exemple n° V devaient se développer sous des dents de lait dont les dimensions et les positions serrées seraient en tout semblables à celles de l'exemple n° II, elles seraient évidemment obligées de se superposer les unes aux autres, parce que la disproportion s'oppose à tout arrangement régulier. Dans ce cas qui peut se présenter, et qui se présente en effet très-souvent, puisque la nature ne s'astreint pas à proportionner les deux dentitions; dans ce cas, dis-je, si l'art cherche à corriger ce désordre inévitable, outre l'obligation de supprimer, au fur et à mesure du développement secondaire, les dents de lait latérales qui circonscrivent les espaces trop étroits, le dentiste devra encore retrancher en dernier lieu une dent de chaque côté; de sorte que

---

(1) Planche 14, fig. 4.

l'individu, au lieu de dix dents, n'en aura plus que huit, ou peut-être moins, qui puissent se loger régulièrement dans le même espace. Le plus ordinairement, c'est sur les premières petites molaires que tombe le sacrifice. Cependant il est des cas où le dentiste est obligé de retrancher tantôt la canine, tantôt la petite incisive. Le choix dépend alors de la disposition particulière du désordre, et du discernement acquis par l'expérience (1).

VI. Les dents de cet exemple appartiennent à un adulte (2); et malgré les intervalles qui existent

---

(1) Mais quel est le rapport de la quantité soustraite avec le reste de l'arc ? La soustraction porte le plus ordinairement sur deux petites molaires. L'épaisseur (*) d'une de ces dents variant de 6 à 8 millimètres, la somme des deux dents retranchées variera du double, c'est-à-dire de 12 à 16 millimètres (**); et comme la longueur des deux arcs développés est de 63 à 68 millimètres, il s'ensuit que la quantité soustraite est le 1/5 ou le 1/4. Ainsi, pour que les dix dents puissent se loger, il faut ou que l'arc s'étende soit de ce quart, soit de ce cinquième; ou bien, s'il ne s'étend pas, il faut que les dents excédantes sortent de l'alignement d'une quantité équivalente à cette fraction, et c'est ce qui a lieu, à moins que l'art n'intervienne. Il suffira d'un dessin pour mettre en évidence ce fait, qui seul contient un argument péremptoire contre l'opinion adoptée par M. le docteur Serres.

(*) Planche 15, fig. 1.
(**) Même planche, fig. 2.

(2) Planche 14, fig. 5.

entre plusieurs d'entre elles, cette série offre une étendue générale beaucoup plus petite que celle des dents de lait de l'enfant de l'exemple n° II. En supposant encore que ces deux dentitions eussent dû se succéder, les dents de l'adulte se fussent parfaitement rangées dans la ligne générale des dents de l'enfant, malgré la petitesse remarquable de cette ligne; car elle pouvait encore s'y arranger régulièrement, lors même qu'elle eût été plus petite que ce dessin ne la représente.

Pour ce point important de pratique, dont l'application se présente journellement, l'art n'a autre chose à faire qu'à rectifier les proportions inexactes, auxquelles la nature seule et abandonnée à elle-même n'aurait pas le pouvoir de remédier. Mais pour opérer ces rectifications, l'art ne doit pas attendre la sortie des dents; car alors il ne serait plus temps d'agir. Dès l'époque de la formation intérieure, le dentiste doit prévoir le résultat, et par des soustractions faites à propos, mettre d'accord l'espace avec les dents qui doivent s'y loger (1). S'il se fiait au chimérique secours du

---

(1) L'inspection de ces dessins (*) établit immédiatement que la proportion des dents inférieures, à l'égard des supérieures, n'est jamais constante, et que telle étendue du volume des dents à l'une des mâchoires, n'a pas nécessairement pour conséquence telle étendue ou tel volume à l'autre. Dans les exemples figurés, les longueurs des arcs supérieurs étant

(*) Planche 14.

gubernaculum dentis, les désordres ultérieurs que
le *gubernaculum dentis* n'aurait pas empêchés,
pourraient le faire repentir de cet excès de confiance.

M. le docteur Serres désigne ainsi un canal
destiné, selon lui, à diriger la dent vers le lieu de
son arrivée et à en favoriser l'arrangement régulier.
« Le *gubernaculum*, dit-il dans le résumé de sa
« *Théorie*, est un conduit qui met la dent en rap-
« port avec les bords alvéolaires; en suivant cette
« route, la dent ne peut se dévier ni à droite ni
« à gauche. » (Pag. 172.) Je demanderai d'abord
si M. Serres a prouvé l'existence de cet organe;
je demanderai ensuite, en supposant cette exis-

en millimètres 66, 78, 76, 76, et 68, celles des inférieures cor-
respondantes sont 62, 71, 66, 70 et 54, nombres entre lesquels il n'existe aucune loi proportionnelle. Quelquefois la
différence entre ces deux lignes est presque nulle; d'autres
fois elle est très-grande, et ces excès inattendus, qui peuvent
faire dominer outre mesure une rangée sur l'autre, sont des
causes égales de difformité. Il suffit d'indiquer les principales.
Ce sont 1° les dents en pinces, cas où les incisives et les canines supérieures se rencontrent bout à bout avec les inférieures, comme on l'observe dans le cheval; les deux arcades
ne débordant pas l'une sur l'autre, présentent le même contour; 2° le menton de galoche, où le contour inférieur embrasse le contour supérieur, qui s'y enclave désagréablement;
3° la conformation contraire, où le contour supérieur est
incomparablement plus étendu que le contour inférieur; alors
la lèvre supérieure est plus ou moins soulevée, tandis que
l'inférieure est excessivement déprimée.

tence prouvée, s'il a signalé les propriétés qu'il lui attribue ; car quel rapport mécanique peut-on établir entre la molle puissance d'un canal fibreux et la résistance solide des dents ?

Ce même prétendu canal a aussi fixé l'attention de M. le docteur Delabarre. Il est formé, selon lui, par les lames osseuses alvéolaires, et il engaîne le *gubernaculum*. M. Delabarre le nomme *iter dentis*, sorte de passage solide qu'il croit analogue, pour la fonction, aux os formant les détroits du bassin. Cette comparaison est conséquente à son système, puisqu'il a préalablement désigné sous le nom de *matrice dentaire* la cavité où se forme la dent.

Ces deux opinions rentrant l'une dans l'autre et dès-lors pouvant être considérées comme n'en formant qu'une, tout ce que je dirai du *gubernaculum dentis* s'applique naturellement à l'*iter dentis*. Il me paraît démontré que ces docteurs ont pris tous deux le change sur la destination d'un appareil qui existe réellement ; la définition et l'examen de cet appareil exigent quelques détails.

De chacun des sacs où se forment les secondes dents, il part un prolongement mou qui aboutit à la membrane gengivale, et qui varie dans ses dimensions, suivant le temps de l'observation, l'âge du sujet, l'espèce de la dent, la position de cette dent plus ou moins loin du bord des alvéoles. Ce prolongement ne se trouve pas dans les sacs de la première dentition ; ceux-ci adhèrent aux gencives par un pédicule sessile. On ne l'observe pas non plus aux sacs des grosses molaires permanentes, qui adhèrent aux gencives de la même manière.

Il n'entre pas dans mon objet de rechercher anatomiquement si ce prolongement est un canal, un simple faisceau de communication, propre à perfectionner la fonction organique, ou bien, s'il est destiné à augmenter, par un déplissement gradué, la capacité du sac, à mesure que la dent grossit et s'approche du bord alvéolaire. Il me suffit de démontrer que si, comme le prétend M. Serres, cet appendice est un canal destiné à conduire la dent, et à en favoriser l'arrangement au bord alvéolaire, l'effet ne répond pas à l'idée qu'il en veut donner.

Il est difficile d'admettre que pour les mêmes parties, les mêmes fonctions et les mêmes résultats, la nature se soit tout-à-coup départie de ses plans, et que, sans cause sensible, elle ait refusé à telles dents ce qu'elle avait accordé à d'autres. Ce qui est certain, c'est qu'elle a dû établir un rapport d'action entre la membrane et les dents pendant la longue durée de la formation des couronnes. Ce rapport ne pouvait exister qu'à l'aide d'une communication entre les deux points que la nature avait à lier.

Les dimensions des os maxillaires étant variables aux diverses époques de la dention, et la situation des germes qui doivent s'y développer, étant subordonnée à la grandeur et à la densité des os, ainsi qu'à l'absence ou à la présence des dents, on conçoit que la connexion des gencives avec les sacs devait se modifier selon les circonstances. D'ailleurs, la connexion dont il s'agit est une des relations les plus nécessaires, puisqu'elle est commune à toutes les dents et aux deux ordres de germes. Elle est aussi tellement importante, qu'elle suffit chez les animaux qui n'ont qu'une dentition ; l'on y trouve, pour tout appareil, les dents attachées à cette membrane, sans aucun concours étranger, sans aucun vestige d'alvéole ou de racines.

Chez les animaux à deux dentitions, le lien d'union est si court pour les dents de la première et pour les trois grosses molaires de la seconde, placées contre le bord alvéolaire, que le pédicule peut être considéré comme nul. Néanmoins, le rapport d'action entre les deux appareils est complet, encore bien qu'il ne soit pas toujours possible d'y distinguer les dimensions d'un prolongement ; mais il suffit que le rudiment existe.

Il en devait être autrement pour les dents remplaçantes. Les germes de celles-ci ne pouvant pas réaliser leur développement vers le bord des mâchoires, à cause des premières dents qui l'occupent, et toutefois ces germes, malgré la distance, ayant besoin de l'adhérence gengivale, la nature a établi la communication par un faisceau réticulaire qui part de la gencive, descend le long des cloisons des dents de lait vers la table interne des os maxillaires, et rejoint le sommet de l'appareil qui renferme le germe, quelle que soit sa situation en profondeur. Mais pour que cette communication pût avoir lieu, il fallait qu'une série de trous, pratiqués dans les lames osseuses superficielles, donnât passage à chacun des prolongements mous; Hunter a très-bien décrit cette disposition

Remarquons ici que la nature ne s'est pas constamment astreinte à distribuer les sucs alimentaires avec des vaisseaux directs et immédiats; sa puissance se montre tantôt par la diversité des ressources, tantôt par les modifications du même moyen. Un tronc court part de l'aorte ventrale pour se rendre dans le rein, où il se ramifie aussitôt en tous sens; la nutrition du rein et la sécrétion de l'urine avaient besoin d'un tel mode; avec ce mode contraste tout-à-coup le long trajet des vaisseaux qui se rendent aux testicules; ainsi deux systèmes vasculaires opposés conduisent tour-à-tour à des fins également mystérieuses, et dont l'homme n'aura peut-être jamais le secret.

Cependant on peut s'expliquer comment la nature a dû porter à une plus grande profondeur, sur les appareils de la seconde dentition, la portion d'action pour laquelle les gencives concourent à la confection des dents. La présence de corps provisoires au bord alvéolaire, l'impossibilité de former les secondes dents à la même place que les dents de lait, l'obligation de remplacer celles-ci par d'autres qu'il fallait développer, malgré l'obstacle des premières, et qu'il fallait en outre faire servir à la destruction des racines de lait, telles sont les raisons qui frappent tout d'abord. Si elles ne font rien préjuger sur la contexture intime du prolongement dont il s'agit, elles en font reconnaître la nécessité. On conçoit en même temps pourquoi ce réseau particulier varie de diamètre et de longueur, selon que le temps a plus ou moins avancé les progrès de chaque dent.

Il n'est donc pas possible de se méprendre sur le véritable objet de la nature. A la première dentition et aux grosses molaires, l'appareil est si resserré que les sacs sont immédiatement collés contre la membrane des gencives, sur laquelle ils forment une sorte de chapelet sessile; à la seconde dentition, c'est le même appareil qui s'allonge d'abord sous la forme d'un pédicule, pour se raccourcir ensuite, sa longueur étant à chaque instant diminuée, à mesure que la dent grossit et s'approche du bord alvéolaire.

Ainsi, chez l'homme, la gencive joue dans la dentition un rôle très-important; dans plusieurs classes d'animaux, elle contribue seule à l'accomplissement de ce phénomène; c'est ce qui a lieu chez les requins, les raies, et peut-être aussi chez les serpents venimeux, où la dent mobile destinée à inoculer le poison ne paraît pas être du même ordre que les autres.

Or, ce qu'on trouve constamment dans certains

animaux, se rencontre quelquefois dans l'homme, et cette exception est instructive ; car elle montre que si l'organisation humaine a besoin que les dents soient implantées dans les os, pour jouir de toute leur solidité, cette circonstance n'est pourtant que de second ordre. C'est pourquoi la nature n'y a pourvu que par le concours d'un appareil auxiliaire, qu'elle ne devait point donner et qu'en effet elle n'a point donné aux êtres chez qui la solidité des dents n'existe qu'à un très-faible degré.

La membrane gengivale peut donc être considérée comme un réceptacle où sont, en quelque sorte, déposés les germes qui se développeront un jour. Dans quelques classes animales, dépourvues d'alvéoles, cette disposition est la seule ; dans les classes supérieures l'appareil se complique ; mais la disposition primordiale n'y est point effacée ; et même chez quelques êtres pourvus d'alvéoles, les dents se montrent une production évidente de la membrane gengivale. Ce qui prouve l'importance primitive de la gencive, c'est qu'on ne voit point de dents indépendantes de cette membrane, tandis qu'on en observe qui sont entièrement indépendantes du système alvéolaire.

Hunter avait remarqué ce fait. « J'ai vu, dit-il, « sur un jeune sujet, deux dents incisives anté- « rieures de la mâchoire supérieure qui ne péné- « traient point la gencive de part en part, et qui « n'avaient la racine longue qu'autant qu'il était

« nécessaire pour être embrassée et affermie dans
« la gencive par la partie supérieure. En exami-
« nant la mâchoire, je n'y trouvai ni apophyse
« alvéolaire ni alvéole. Il ne me serait pas facile
« de me rendre raison de ce phénomène. Peut-
« être ces dents s'étaient-elles formées, non dans
« la mâchoire, mais dans les gencives ; peut-être
« les racines qui devaient être dans la mâchoire
« étaient-elles détruites. La qualité de ces dents
« favorise la première hypothèse. Elles n'étaient
« point en effet de la nature de celles dont les ra-
« cines tombent chez les enfants, lorsque le temps
« du changement approche ; car, puisqu'elles ne
« pénétraient point au-delà de la gencive, il est
« croyable qu'elles n'avaient jamais eu de racines.
« Les extrémités même où devaient être les ra-
« cines, n'étaient que de petites éminences rondes
« et unies, ayant chacune un petit trou ou canal
« étroit de communication avec le corps de la dent,
« qui était assez bien formé (1). »

Hunter s'est contenté de rapporter le fait ; l'on
est surpris et l'on regrette que cet habile observateur, qui a joint de si belles planches à son ouvrage, ait négligé d'y faire dessiner et graver les
deux dents. J'ai vu moi-même plusieurs exemples du même genre, et j'en possède un échan-
tillon. Il y a quelques années, je retirai à la mâ-

---

(1) Histoire naturelle des dents humaines.

choire supérieure du côté droit, entre la dent de
sagesse et celle qui la précède, au lieu où la
gencive se prolonge en pointe, un petit corps dentaire (1) qui n'affectait point les formes régulières
d'une dent façonnée sur un moule de l'espèce
ordinaire. Son peu de longueur et de grosseur ne
lui permettait point d'atteindre les os de la mâchoire ; elle n'était contenue que dans l'épaisseur du tissu des gencives, où elle s'était formée
hors du système alvéolaire. De l'épaisseur de la
membrane, cette dent gengivale s'était fait issue
au-dehors, en présentant en ce point son extrémité renflée, pendant que sa partie la plus effilée
pénétrait dans la membrane même et y adhérait,
ce qui rendait la présence de ce corps incommode à la personne à qui je l'ôtai.

J'ai conservé cette dent; elle me parut alors
plus curieuse par sa petitesse que par le phénomène dont elle pouvait me faire entrevoir l'explication; j'en consigne ici l'observation pour la
première fois, afin d'éclairer les physiologistes
sur le *gubernaculum*, lequel ne me paraît être
qu'un mode de connexion, dépendant d'une fonction autre et plus importante que celle qui lui a
été assignée par M. le docteur Serres.

J'ai eu occasion d'observer un autre fait analogue et non moins remarquable. Je rencontrai
plusieurs corps durs, granuleux, formés et dissé-

______

(1) Planche 16, fig. 1.

minés dans la petite épaisseur du tissu gengival, se prolongeant en pointe entre la dent de sagesse droite supérieure et la précédente; ces petits corps, isolés les uns des autres, n'étaient séparés que par le tissu même de la gencive; leur forme était irrégulière, leur couleur blanche et demi-transparente; ils avaient une dureté pareille à celle de l'émail des dents, et ils étaient, en plusieurs points de leurs surfaces, adhérents aux espèces de loges particulières que leur offrait l'intérieur des gencives.

La personne qui présentait ce cas singulier vint me prier de la débarrasser d'une tumeur incommode, dont la saillie rendait moins faciles les fonctions de la bouche. Long-temps indolente, cette tumeur était devenue un peu douloureuse par suite des pressions et des tâtonnements fréquemment exercés sur elle. Je remarquai en effet un gonflement assez prononcé pour cacher en partie chacune des dents voisines parfaitement saines. Après avoir examiné et palpé cette tumeur, je jugeai nécessaire d'en faire l'excision. Je fus surpris de sentir sous le tranchant de l'instrument, dans l'épaisseur d'un tissu naturellement mou et spongieux, des corps résistants qui en arrêtaient l'action. Ce fut après, que disséquant la tumeur séparée, j'y trouvai ces corps dont je viens de parler, et qui étaient, autant que ma mémoire peut me le rappeler, au nombre de trois ou quatre.

Je regrette de ne les avoir pas conservés. Que ces concrétions fussent l'effet d'une affection pathologique, ou bien qu'elles fussent autant de petits germes imparfaits de dents, il serait intéressant de les produire aujourd'hui ; ils pourraient jeter du jour sur un aperçu nouveau et sur une observation délicate. Si c'est un résultat pathologique, il est singulier que ces granulations n'eussent pas les caractères des concrétions connues, soit pour la densité, soit pour la couleur. D'ailleurs, la mâchoire n'était malade en aucun point, et rien, ni dans les dents, ni dans les os, ni dans le reste des gencives et dans le sujet lui-même, ne pouvait faire supposer un vice invétéré ou une altération récente. Si c'était, au contraire, le développement naturel de plusieurs petits germes de dents, le fait en deviendrait d'autant plus curieux, qu'on voit assez souvent, à ce même lieu, se développer une petite dent conique intercalaire. Il se pourrait ici que le germe, divisé en plusieurs germes, eût été, par cette division même, incapable de donner l'existence à une dent d'une certaine dimension; groupe avorté, en quelque sorte, trop faible pour se projeter au-dehors, et qui n'aurait pu qu'augmenter le volume de la gencive, mais sans y occasionner aucune affection douloureuse, la douleur ne s'étant développée ensuite que par l'effet des fréquentes pressions.

Au surplus, je le répète, le dentiste fait prudemment de ne pas expecter sur la foi du canal conducteur ; cette inaction rendrait au moins problématique l'arrangement de la seconde dentition, et la replacerait sous tous les inconvénients que j'ai dû signaler dans la *méthode naturelle* de M. Delabarre, méthode pratique qu'on croirait calquée sur les théories de M. Serres, et qu'il suffirait d'opposer à celles - ci pour toute réfutation. M. Serres paraît l'avoir lui-même senti ; du moins il autorise à le présumer, d'après le soin qu'il met à éviter l'explication de certains faits qu'il cite, et qu'il regarde comme de bien faibles exceptions aux préceptes qui servent de base à sa théorie. Ce n'est qu'en glissant sur la difficulté (pag. 168), qu'il a cru pouvoir échapper aux objections. S'il décèle ainsi la faiblesse de son principe, la conséquence qu'il en tire ne soutiendra pas mieux l'examen. Voici cette conséquence. Il faut admettre que toute dent déviée n'est déviée que par suite de la déviation originelle du *gubernaculum* ; dès-lors, il faut aussi admettre que le *gubernaculum* n'est plus le régulateur infaillible des dents. Or, si, comme M. Serres prétend l'établir, le *gubernaculum* est réellement une puissance, elle doit se soustraire à celle de l'art, qui peut bien aider la nature, mais qui lutterait vainement avec elle, et ce que le *gubernaculum* aurait prescrit, l'art ne le saurait modifier ; l'art deviendrait donc inutile, et il ne resterait qu'à suivre la *méthode naturelle* propo-

sée par M. Delabarre , d'après son *iter dentis* ,
identique , comme nous l'avons remarqué , avec
le *gubernaculum*. Cette *méthode* consisterait à se
soumettre passivement aux ordres du *gubernaculum*, c'est-à-dire qu'il ne faudrait apporter aucune surveillance à la marche des dents pendant
le cours de la seconde dentition. Mais cette méthode est journellement démentie par la pratique ;
l'expérience offre sans cesse des exemples de dents
mal dirigées par leur *gubernaculum*, et ramenées,
ainsi que lui, à une position régulière, en sorte
que le *gubernaculum* obéit maintenant à la dent
qui, un instant auparavant, obéissait au *gubernaculum*. Ainsi, du silence même de M. Serres,
on a droit de conclure que ce canal serait aussi
dépendant que la dent. Ce canal n'est donc pas
pour elle un guide plus sûr que si elle en eût
été dépourvue; il porte la dent du fond de l'alvéole au bord des gencives, quand son secours
était inutile ; il l'abandonne dès qu'elle a franchi
ce bord, c'est-à-dire au moment où la lutte s'établit avec les dents voisines dont il avait à lui faire
vaincre la résistance, et par conséquent, au seul
moment où son secours était nécessaire. Otez
l'obstacle de la dent résistante , et le *gubernaculum* revient à la place convenable avec la dent
qu'il dirigeait. Il faut donc faire pour la dent
accompagnée du *gubernaculum* tout ce qu'on aurait fait pour la dent sans *gubernaculum*. Depuis

quel temps la nature créa-t-elle un organe pour une fonction qu'il ne peut accomplir ?

La configuration accidentelle des racines qui ont éprouvé une déviation, prouve jusqu'à l'évidence que cet organe n'est pas destiné à empêcher la dent de se dévier. Dans la direction régulière, les dents antérieures affectent, du sommet de la couronne à l'extrémité des racines, une forme en ligne droite ; dans la marche irrégulière, les racines se courbent et la dent est plus ou moins arquée (1), plus ou moins infléchie dans sa longueur, de telle sorte que la convexité de l'arc est tournée vers l'obstacle, et la concavité vers le bord libre. C'est là l'exception dont nous avons parlé à la page 73. Le *gubernaculum* n'a donc aucune action sur l'arrangement, puisque l'inflexion des racines est un résultat passif, un fait qu'on pourrait appeler négatif, l'effet d'une résistance non surmontée. Vainement M. Serres ajoute que lorsqu'une dent est droite et bien alignée avec les autres, c'est que son *gubernaculum* était droit lui-même et bien aligné, tandis que, lorsque la dent se courbe, se dévie, et qu'elle est mal rangée, cela ne dépend pas d'un changement de direction produit par les dents voisines, mais de ce que son *gubernaculum* était primitivement oblique et dévié. Une saine physiologie repousse ces propositions vacillantes, ces

---

(1) Planche 16, fig. de 2 à 12.

théories en contradiction avec les faits, ces explications qui n'expliquent réellement rien.

« L'orifice naturel de chaque *gubernaculum*
« des dents antérieures, se trouve, dit M. Serres,
« situé en arrière des dents de lait et sur une li-
« gne concentrique. » Il est fâcheux pour la théorie avancée que ce lieu assigné par l'auteur ne soit jamais celui que la dent préfère, lorsque l'arrangement est régulier. A la vérité, de l'aveu même de M. Serres, ce n'est que comme ressource en cas de désordre, et seulement pour favoriser la sortie de la dent, que la nature a ménagé cette issue; nous venons de voir avec quelle efficacité. Au reste, si le *gubernaculum* n'est utile que dans les cas d'exception et quand la dent ne peut s'aligner, il s'ensuit qu'il est inutile à l'alignement. Si chaque orifice est placé derrière la dent de lait, pourquoi la dent peut-elle sortir à la partie antérieure de l'arc, où il n'y a pour elle aucune voie pratiquée par un *gubernaculum*? Comment traverse-t-elle toute l'épaisseur des os et se place-t-elle quelquefois dans le fond de la voûte palatine, jusqu'auprès du voile mobile? J'ai vu des canines implantées à cette distance du bord alvéolaire. On ne saurait attribuer au *gubernaculum* cette singulière anomalie. Tout s'explique, au contraire, par la simple disposition de l'organe pulpeux sur lequel chaque dent se moule. Si cet organe, au lieu d'être placé régulièrement, dans le sac qui le renferme, y affecte originairement une position

plus ou moins éloignée du rapport naturel, la dent doit elle-même se fourvoyer dans le lieu de sa sortie. Le rapport du sac avec la gencive n'est pas le même que celui du sac avec la pulpe. Quelle que soit la position défectueuse de celle-ci dans la capacité du sac (Hunter a dessiné un exemple où le renversement de la pulpe dans le sac est total), et malgré les déviations les plus bizarres, soit congéniales, soit accidentelles, l'orifice de la communication entre la gencive et le sac, ou le *gubernaculum* de M. Serres, est toujours situé au même lieu. Si la position d'une dent est telle que sa sortie et sa marche aient à suivre une ligne quelconque plus ou moins écartée de la courbe alvéolaire, et qui fasse avec cette courbe un angle plus ou moins ouvert, le mouvement se continuera sans embarras, parce qu'aucun corps résistant, placé sur le chemin, n'apportera d'obstacle; la dent, faussement disposée dès l'origine et ne rencontrant aucune perturbation mécanique, suivra jusqu'au bout une fausse voie. Mais si la progression se fait suivant une direction presque parallèle à celle des dents solidement implantées au bord alvéolaire, on conçoit alors que la nouvelle dent peut éprouver toutes sortes de déviations, qui ont pour cause la résistance des dents avoisinantes, et, d'après tous les faits présentés dans le cours de ce Mémoire, les circonstances de cette résistance sont infiniment variées. Les dents peuvent sortir indistinctement de tous les points des mâchoires, et dans les lieux où l'anatomie ne saurait découvrir de *gubernaculum* ; on en a trouvé qui étaient couchées et comme ensevelies au milieu des tables osseuses (1); d'autres se projettent horizontalement vers les lèvres; entre ces deux directions extrêmes , il en est une multitude d'intermédiaires que la raison conçoit et que la pratique rencontre. Ainsi le *gubernaculum* reste étranger à la marche de la dent; la direction régulière ou irrégulière de celle-ci ne dépend donc point de la communication entre le sac et la gencive. Il est plus vraisemblable que cette communication est établie dans la seule vue de compléter la formation des dents par le concours de la membrane gengivale avec l'appareil situé au fond de l'alvéole. A cet égard , M. le doc-

---

(1) Faisons en passant une réflexion sur ce cas particulier. La position de la dent peut être perpendiculaire à celle du faisceau de connexion. Ce rapport ne change rien aux fonctions profondes, et la dent se complette, quelle que soit la perturbation du rapport entre elle et les gencives. D'un autre côté, toute dent marche toujours, dans le sens de son allongement, et à l'opposé de l'organe pulpeux, tant que rien ne contrarie cette direction naturelle. Il s'ensuit que le principe de M. Serres est ici démenti par le fait; car la dent persévère dans sa fausse route, malgré le *gubernaculum*, impuissant pour la redresser. Comme elle ne cesse de croître, il faut bien qu'elle se fraie un passage à travers les os perméables, et c'est ce qui a lieu sans le concours du prétendu canal conducteur, puisque, dans notre supposition, la dent continue de faire avec lui un angle droit.

teur Serres s'est trop hâté de généraliser quelques idées particulières, d'asseoir une *théorie* sur quelques phénomènes entrevus plutôt qu'observés, et de restreindre les facultés organiques des os maxillaires.

J'ai dû combattre sa doctrine, moins parce qu'elle est devenue pour lui envers moi l'occasion d'une attaque personnelle, qu'il m'était sans doute permis de repousser, qu'afin de réfuter des opinions dangereuses dans leur application pratique. A une théorie hasardée, je n'oppose que des faits étudiés avec soin ; et sans prétendre à mon tour les lier par la chaîne d'une théorie, je les offre pour ce qu'ils sont, reproduisant une dernière fois, sous une forme simple et au moyen d'une hypothèse propre à faire image, la relation d'une dentition à l'autre, parce que ce point est ce qui intéresse le plus l'art du dentiste.

Qu'on se figure l'ensemble des dents nouvelles encore dans l'épaisseur des os; là, tout est préparé pour que chaque dent secondaire arrive au-dehors, précisément en son lieu ; non parce qu'il y aura un conducteur quelconque chargé de la diriger, mais parce que les positions respectives l'exigent. Qu'on envisage simultanément les deux étages de dents superposés ; les couronnes des incisives centrales anticipent sur les racines des incisives latérales de lait ; les couronnes des petites incisives dépassent les racines des canines ; les couronnes des canines débordent les racines

des premières molaires ; et comme la limite de la
dent de sept ans est fixe, qu'il ne reste par conséquent pour les deux nouvelles molaires qu'un
espace rétréci par ces empiètements successifs(1),
les deux molaires remplaçantes devaient être et
sont en effet plus petites que les deux molaires remplacées. Ainsi chacune des couronnes secondaires
est déja dans le lieu qu'elle doit occuper, après
qu'elle aura effectué sa sortie. Cependant les premières dents sont dans une entière fixité, malgré
la destruction nécessaire de leurs racines. Si maintenant l'on imagine que toutes les dents de lait
disparaissent à la fois, puis, que toutes les couronnes secondaires sortent en même temps,

---

(1) Cet empiètement si nécessaire n'existe pas d'abord; au
contraire, dans le premier temps de la formation des dents
remplaçantes, celles-ci sont resserrées au point d'être placées
comme à recouvrement; mais leur déploiement s'opère peu à
peu par l'effet du mouvement osseux vers les régions profondes, et sans aucune participation de la région alvéolaire,
où la fixité des dents atteste le repos et non le travail. Mais ce
mouvement profond est lié à celui du trou mentonnier en
bas, et à ses analogues à la mâchoire supérieure. C'est vers le
temps de cette progression déterminée par la nature, et par
cette progression elle-même, que les jeunes dents placées
dans ces régions quittent graduellement leurs positions super-
posées, pour se préparer celles qu'elles doivent présenter plus
tard au dehors. Je puis donc supposer, dans mon hypothèse,
ces rapports terminés, quoique je sache bien qu'ils ne s'établissent dans la réalité que très-lentement et par l'effet de
l'entraînement graduel des régions profondes.

la substitution sera instantanée et n'éprouvera aucun obstacle, si la longueur totale des secondes dents est égale à celle des dents de la première dentition. Entre ce remplacement rapide qui est supposé, et le remplacement progressif qui est réel, il n'y a pas d'autre différence que celle du temps, sauf les accidents de la déviation, qui d'ailleurs ne résultent jamais que d'un obstacle mécanique.

Après avoir envisagé sous ses divers rapports une question très-complexe dans ses éléments, et tâché de démêler les points où elle se rattache, tantôt, à la physiologie, tantôt, à la simple mécanique, il reste sans doute cette conviction, que les difficultés d'arrangement dans la dentition secondaire ont pour cause primitive une affection pathologique plus ou moins prolongée, agissant ou sur la première dentition dans le fœtus même, ou sur la seconde pendant les premières années de la vie, et que l'altération du rapport, quelle qu'elle puisse être, soit qu'elle dépende d'une disposition vicieuse des dents, soit qu'elle ait son principe dans une conformation défavorable des mâchoires, demeurera toujours ce qu'elle est actuellement, resserrée dans des limites invariables, et privée à jamais de tous les moyens réparateurs qu'elle ne pourrait trouver que dans le mouvement général de l'accroissement, mouvement à l'influence duquel elle est soustraite; que dès-lors le dentiste, qui ne fait que combattre l'impuis-

sance accidentelle de la nature , doit se borner ,
dans le cours de la seconde dentition , à observer
les rapports de cette altération , pour les prévenir ou les réparer ; d'où il suit que la meilleure,
ou plutôt, la seule méthode admissible pour la
direction de cette dentition, n'est autre que la
méthode pratiquée par Fauchard , par Bunon ,
par Jourdain, par Bourdet, par Laveran , par
tous les dentistes justement célèbres ; qu'ainsi les
adversaires de cette méthode n'ont pas de raisons
plausibles pour chercher à en accréditer une
contraire ; d'autant moins qu'ils sont, à leur
insu , d'accord avec nous, en ce sens que ce qu'ils
avouent faire comme nous, mais seulement pour
des cas d'exception extrême, nous le faisons aussi
par exception comme eux, mais sans attendre la
gravité et l'accumulation des désordres. Car, dans
le plus grand nombre de cas, notre méthode est
précisément la *méthode naturelle* de M. Delabarre, avec cette différence qu'il fait fléchir sa
théorie toutes les fois qu'il en redoute l'ineffica-
cité, pour adopter notre pratique , tandis que
notre pratique est l'application constante d'une
théorie générale , dont ces recherches seules suf-
firaient pour rendre raison ; théorie qui n'a rien
d'exclusif, qui n'examine pas un à un les cas par-
ticuliers, mais qui les embrasse tous. On a lieu
d'être dans l'étonnement, lorsqu'on réfléchit à
quel point le goût des systèmes est capable d'é-
garer, et combien la passion d'innover rend in-

juste envers les praticiens dignes d'estime, qui, après avoir reconnu la vérité des traditions héréditaires, y demeurent fidèles. Ce que la pratique commande, ce que le raisonnement explique, prévaudra sans doute dans tous les esprits impartiaux, qui connaissent la force de ces deux épreuves; et la méthode que nous suivons, sanctionnée par le temps et par des succès incontestables, restera comme base des opérations que le dentiste doit exécuter pour aider la nature dans l'arrangement de la seconde dentition.

APPENDICE.

L'impression de cet écrit était achevée, quand l'ouvrage de M. Delabarre a paru (1). Dans mon *Avant-propos*, j'en souhaitais la publication. Les deux systèmes se produisent en même temps. On verra en quoi nóus sommes d'accord, en quoi nous différons, et le public jugera.

Un phénomène remarquable, fort compliqué et très-obscur, se présentait à l'observation. Les anomalies de la seconde dentition pouvaient en donner la clef. J'ai commencé cette recherche. M. Delabarre reprend mon travail avec l'avantage de venir le second ; il reconnaît comme moi l'égalité, ou *à-peu-près*, de tout le contour alvéolaire à l'une et à l'autre dentition ; il convient que la substitution des secondes dents aux premières ne change rien, ou *presque rien*, à la longueur totale de l'arc où elle s'opère. Cependant les

---

(1) *Méthode naturelle de diriger la seconde dentition*, in-8° 1826, servant de complément au *Traité* déja cité à la page 8 de ces Recherches, et publié par le même auteur en 1819.

dents remplaçantes n'ont pas les même dimensions que les dents remplacées; les antérieures sont plus larges, les latérales plus étroites. Comment accorder ces éléments variables avec un périmètre constant? Les courbes que les dents occupent, ont-elles respectivement changé de longueur? ou bien, ces espaces restent-ils les mêmes, et n'y a-t-il eu qu'un échange de place?

Suivant cette dernière opinion, qui est la mienne, tout est consommé par un acte unique, par le seul fait de l'arrivée des dents; tout s'explique par une simple permutation de rapports. Dès que ces rapports sont troublés, il y a obstacle à l'arrangement régulier. J'ai recherché les causes de ce trouble. Celles que j'ai indiquées sont d'accord avec les applications de nos méthodes pratiques.

Dans l'autre hypothèse, qui est celle de M. Delabarre, après avoir admis l'accroissement isolé de l'arc antérieur dans sa portion destinée aux six dents centrales, il faut admettre encore un second effet, absolument opposé, pour la portion de l'arc réservée aux petites molaires; selon lui, les quatre dents de sept ans ne sont plus des limites fixes; elles effectuent vers la médiane un mouvement de translation, et, en vertu de ce second effet, les petites molaires sont chassées vers les canines par l'effort de toutes les grosses molaires; c'est-à-dire que l'égalité de l'arc destiné à loger

les deux ordres de dents, se rétablit par un refoule-
ment général du fond de la bouche à la partie antérieure. Il s'ensuit que le phénomène s'accomplit au
moyen de deux mouvements simultanés et inverses;
dilatation pour l'espace des dents centrales, resserre-
ment pour celui des dents latérales, et, conséquem-
ment, deux facultés contraires, faculté expansive en
avant, faculté restrictive sur les côtés.

Laquelle des deux explications est la vraie? chacune d'elles n'est-elle vraie qu'en partie? sont-elles
fausses toutes deux? C'est ce que les physiologistes et
les praticiens décideront. Parties intéressées dans la
discussion, n'ayant, dans nos opinions respectives,
que les mêmes arguments à reproduire, il ne nous
appartient pas de nous juger nous-mêmes. Toutefois,
sans prétendre en profiter à mon avantage, j'ai remarqué dans l'ouvrage de M. Delabarre un aveu qui
ne pouvait m'échapper; c'est que son système est soumis aux plus nombreuses exceptions. Dès-lors, la *Méthode naturelle*, qui en dérive, doit être en défaut
toutes les fois que le principe rentre dans les cas ex-
ceptionnels; ce qui prouve à tout le moins que la loi
n'est encore qu'entrevue.

Je ne me flatte pas, de mon côté, de l'avoir expli-
quée. Aussi, quoique mon système soit établi sur une
multitude de faits, je ne le propose qu'avec réserve.
Je puis me rendre le témoignage d'avoir observé avec

attention, long-temps et de bonne foi, d'avoir écrit avec conviction et probité, mais non d'avoir embrassé dans tous ses rapports une loi de la nature.

Que M. Delabarre, plus sûr de lui, prétende avoir fixé irrévocablement un point qui intéresse toutes les classes de la société, à la bonne heure; mais il devait s'en tenir à cette déclaration, et ne pas ajouter que, sous l'empire de l'opinion contraire, les succès chirurgicaux ne sont que d'heureux hasards. C'est imputer à des hommes de mérite une routine aveugle; c'est qualifier d'empiriques tous ceux qui ne pensent pas comme lui.

S'il se fût agi de moi seul, peut-être n'aurais-je pas élevé la voix; mais on a peine à concevoir comment un homme, appelé à occuper un jour un des premiers rangs dans notre profession, semble se plaire à dénigrer ou à rabaisser les hommes qui l'ont le plus honorée.

Loin de moi toute idée d'engager une polémique avec M. Delabarre; une telle lutte répugne autant à mon caractère qu'elle convient peu à ma position; j'aime mieux rendre justice au savoir de mon adversaire, à ses talents, à ses recherches sur les formes primordiales des mâchoires et à quelques points de sa doctrine. Son ouvrage se distingue par une foule de faits non moins curieux pour le physiologiste qu'utiles pour le praticien. Mais sur l'ensemble de ses opinions, je dois faire observer que les conséquences qu'il en tire et qu'il généralise, donnent lieu à plus d'une objection fondée, contre sa méthode de diriger la seconde dentition, ainsi que je l'ai fréquemment vérifié dans une pratique de près de trente ans. Il faut donc attendre que le grand maître en toute chose, l'expérience, en fasse ressortir les avantages, comme des milliers de résultats déposent en faveur des praticiens qui, dans la direction de l'arrangement dentaire, cherchent à prévenir les écarts de la nature, pour s'épargner le regret de ne pouvoir plus les corriger.

FIN.

PL. 1.

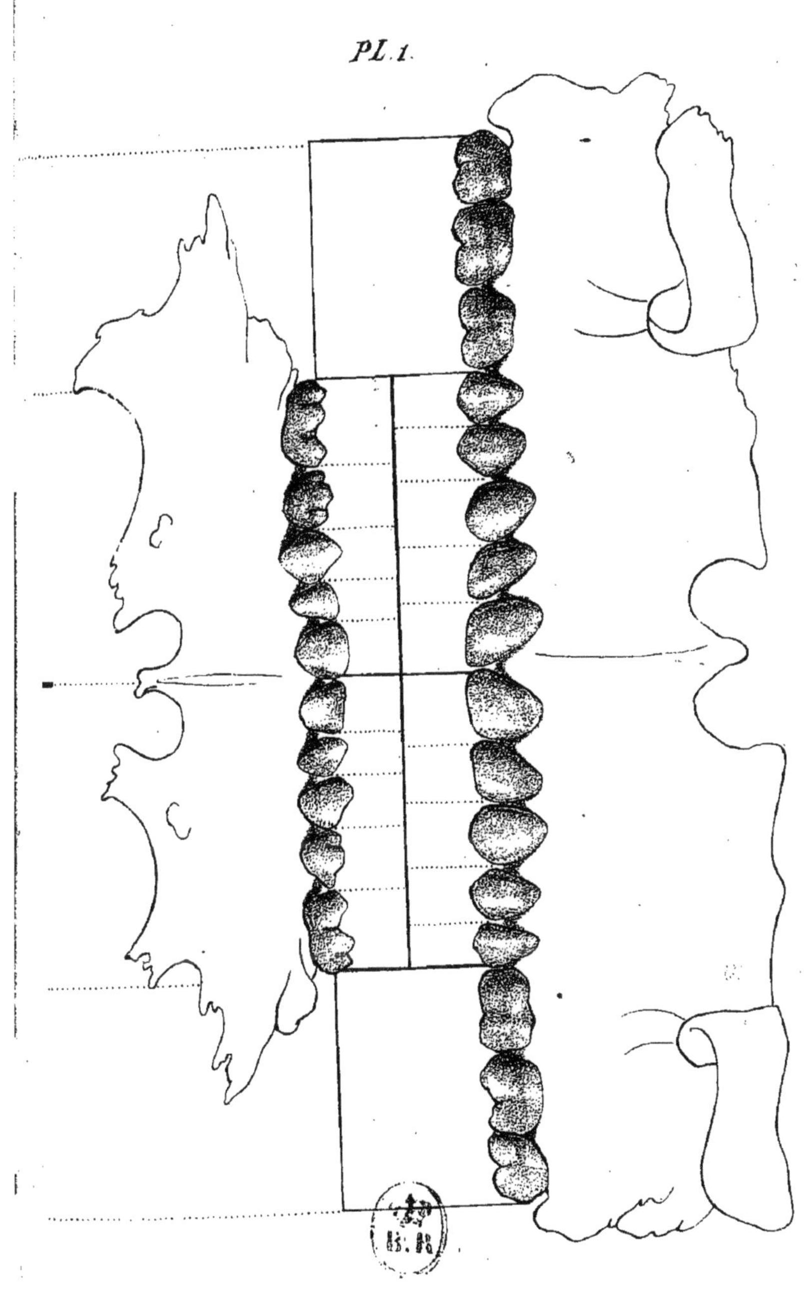

nier del.
Lith. de Langlumé.

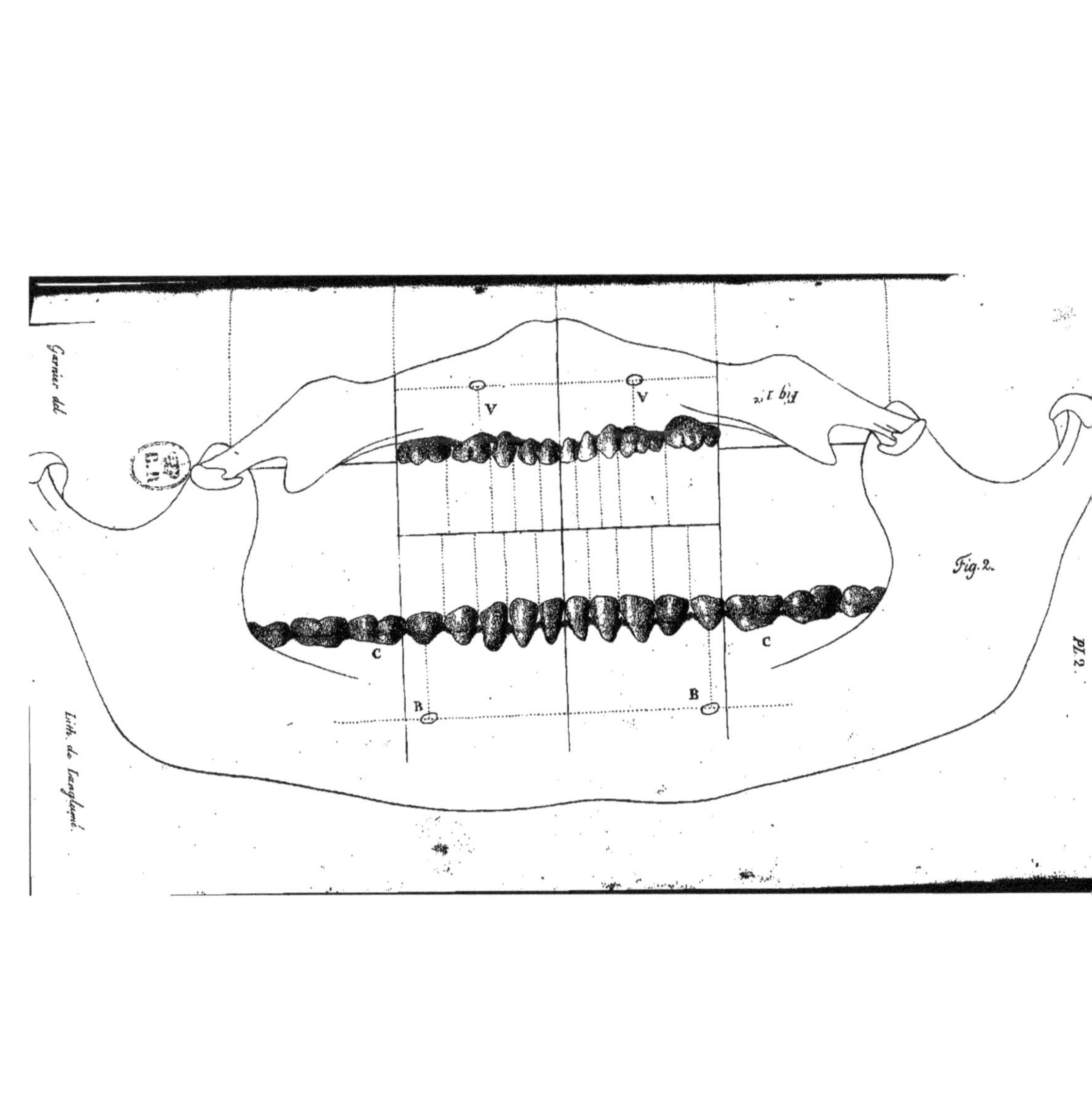

Garnier del.
Lith. de Langlumé.
Fig 1.re
Fig. 2.
PL. 2.
V
V
C
C
B
B

Garnier del.

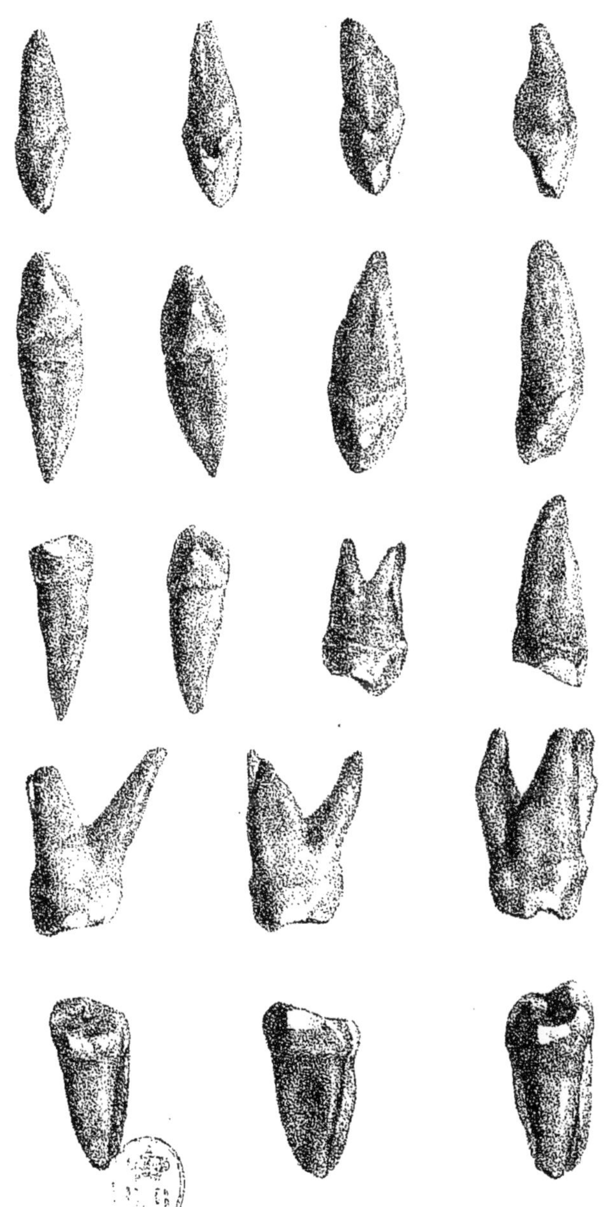

Lith. de Langlumé.

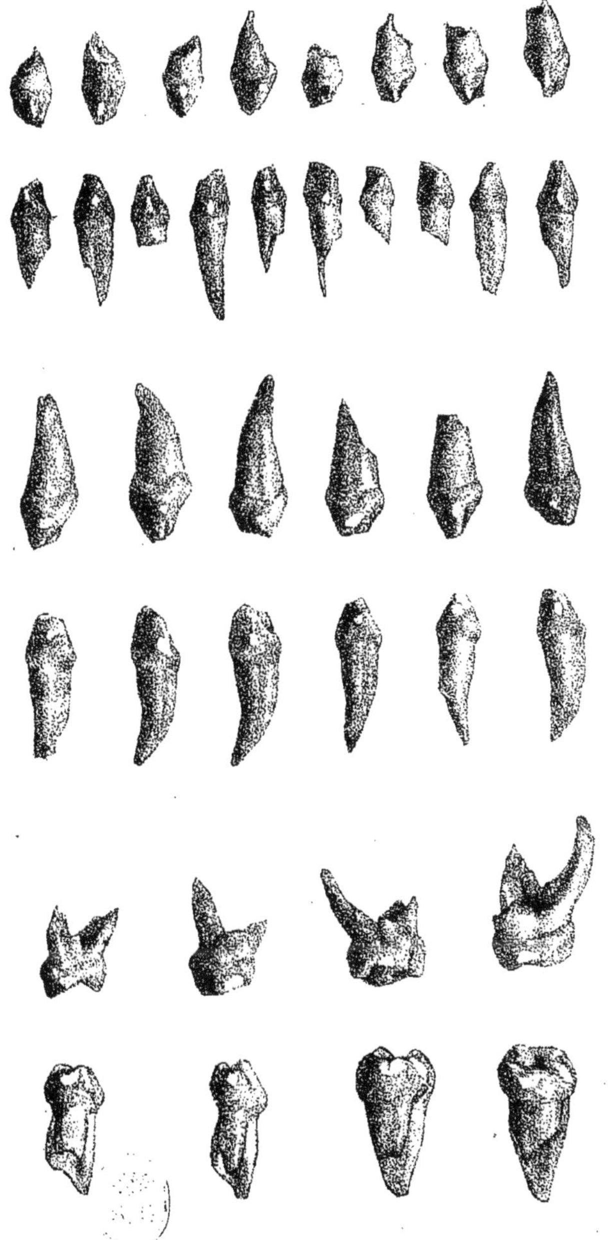

Garnier del
Lith. de Langlumé

PL.5.
Fig. 1
Fig. 2
Fig. 3
Fig. 4
Fig. 5

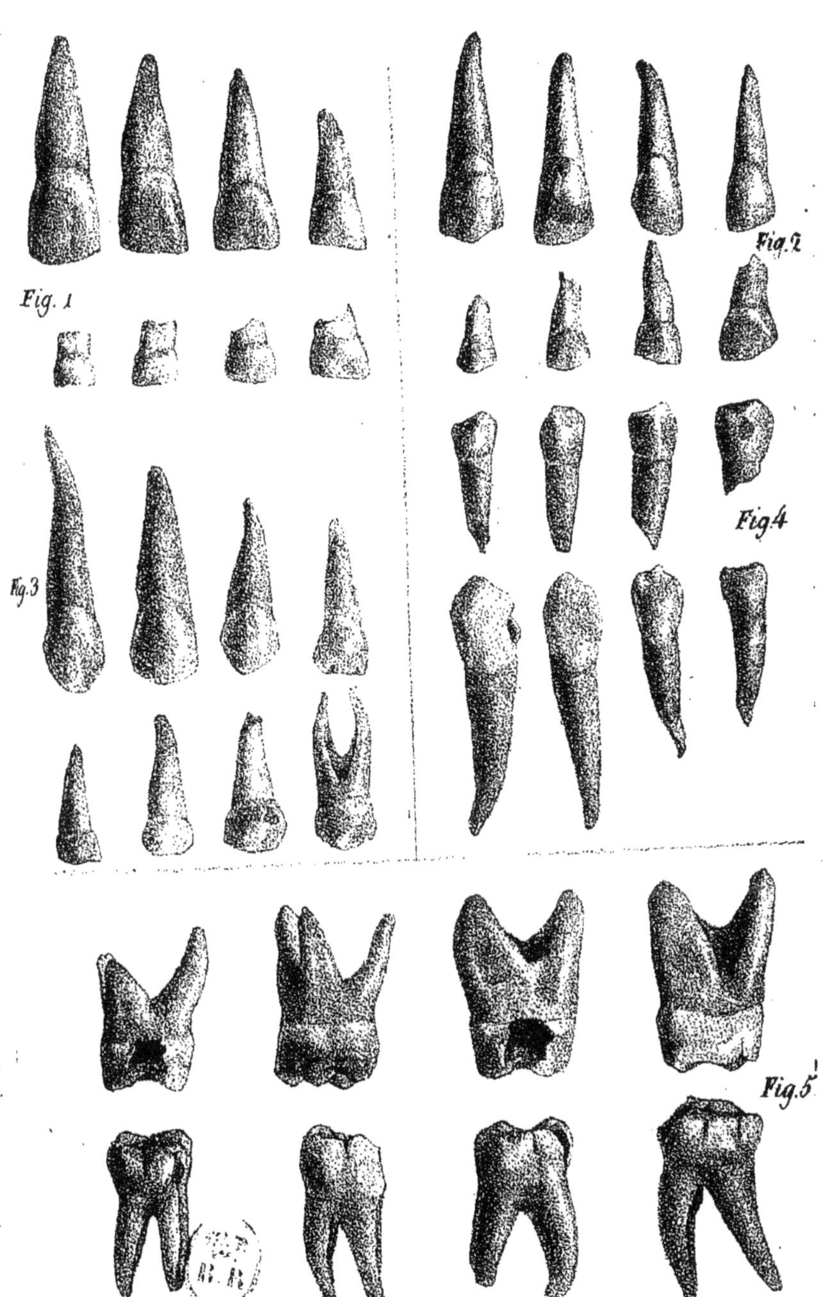

Garnier del.
Lith. de Langlumé.

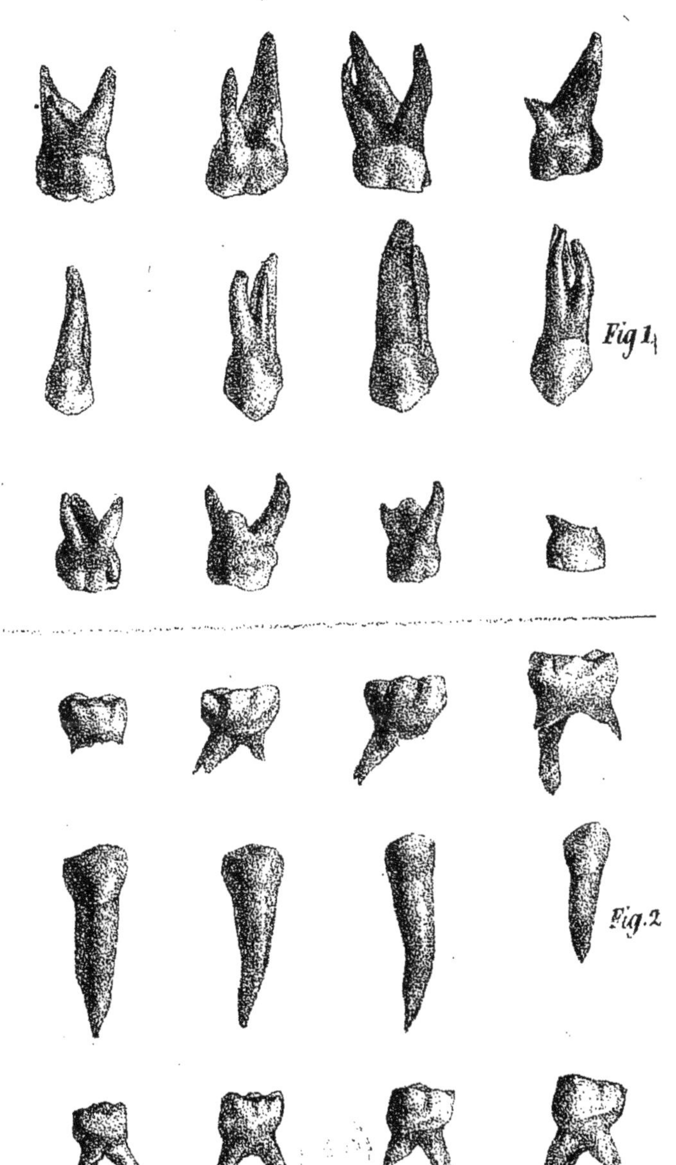

nier del.

Lith. de Langlumé

PL. 7.
Fig. 1
6 5 4 3 2
11 10 9 8 7
16 15 14 13 12
24 23 22 21 20 19 18 17
Garnier del.
Lith. de Langlumé.

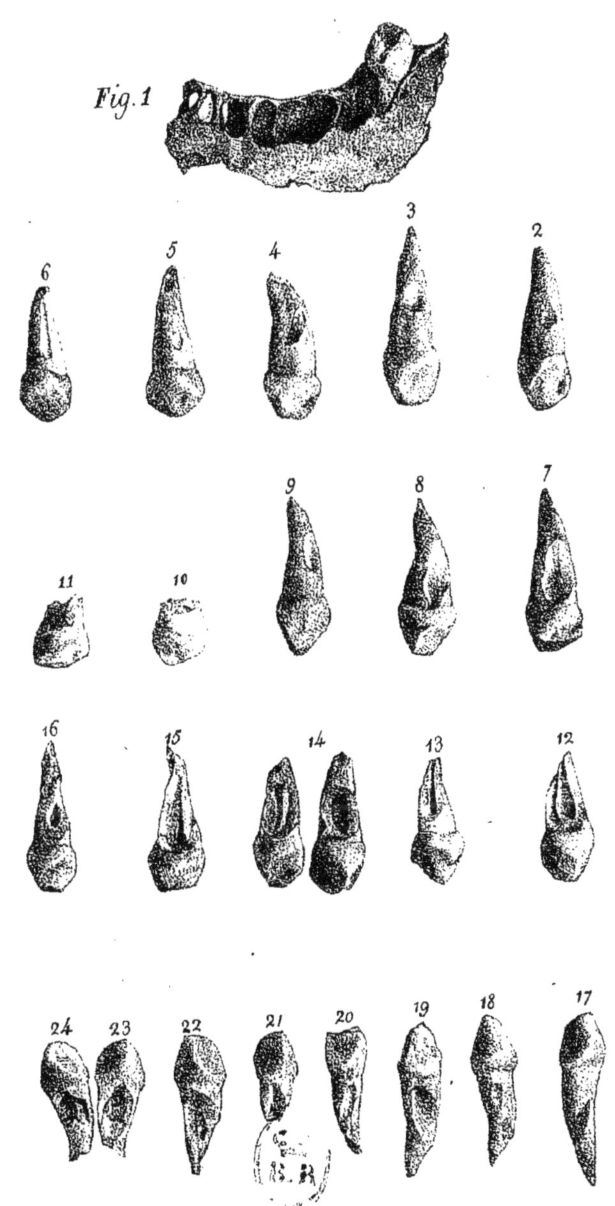

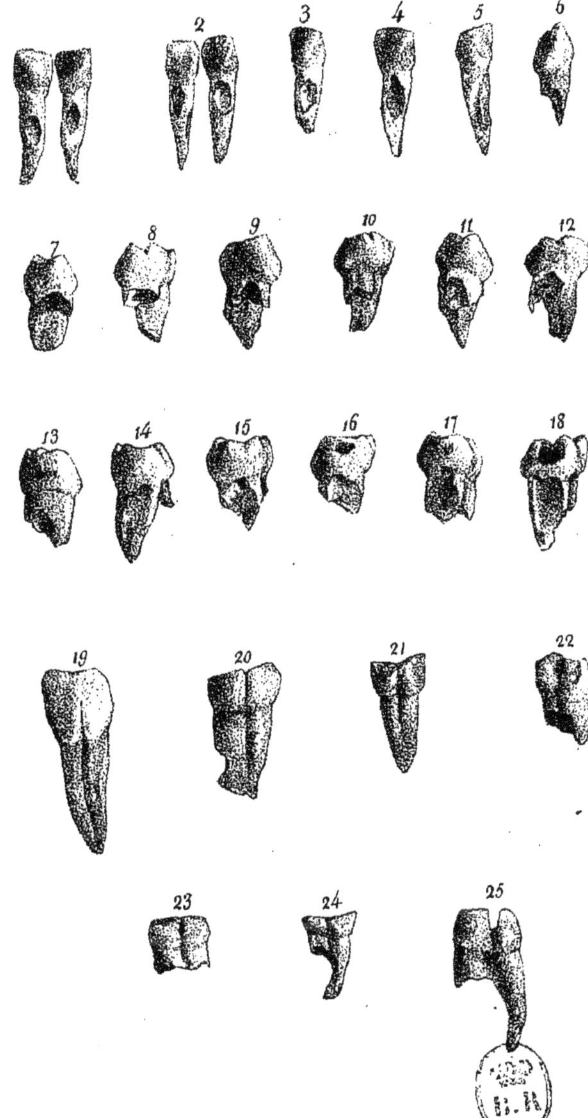

Garnier del.

Lith. de Langlumé.

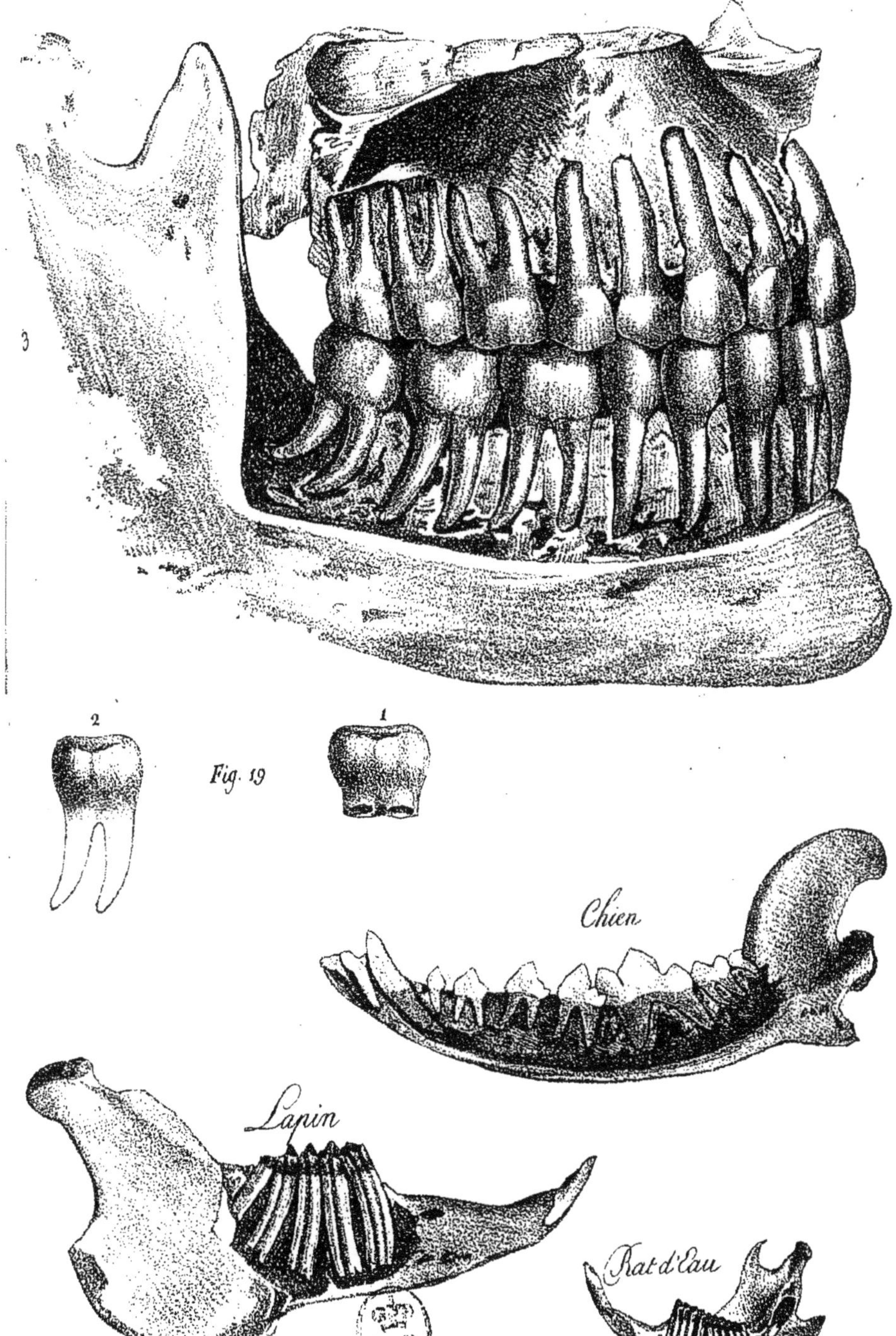
3
2
1
Fig. 19
Chien
Lapin
Rat d'Eau

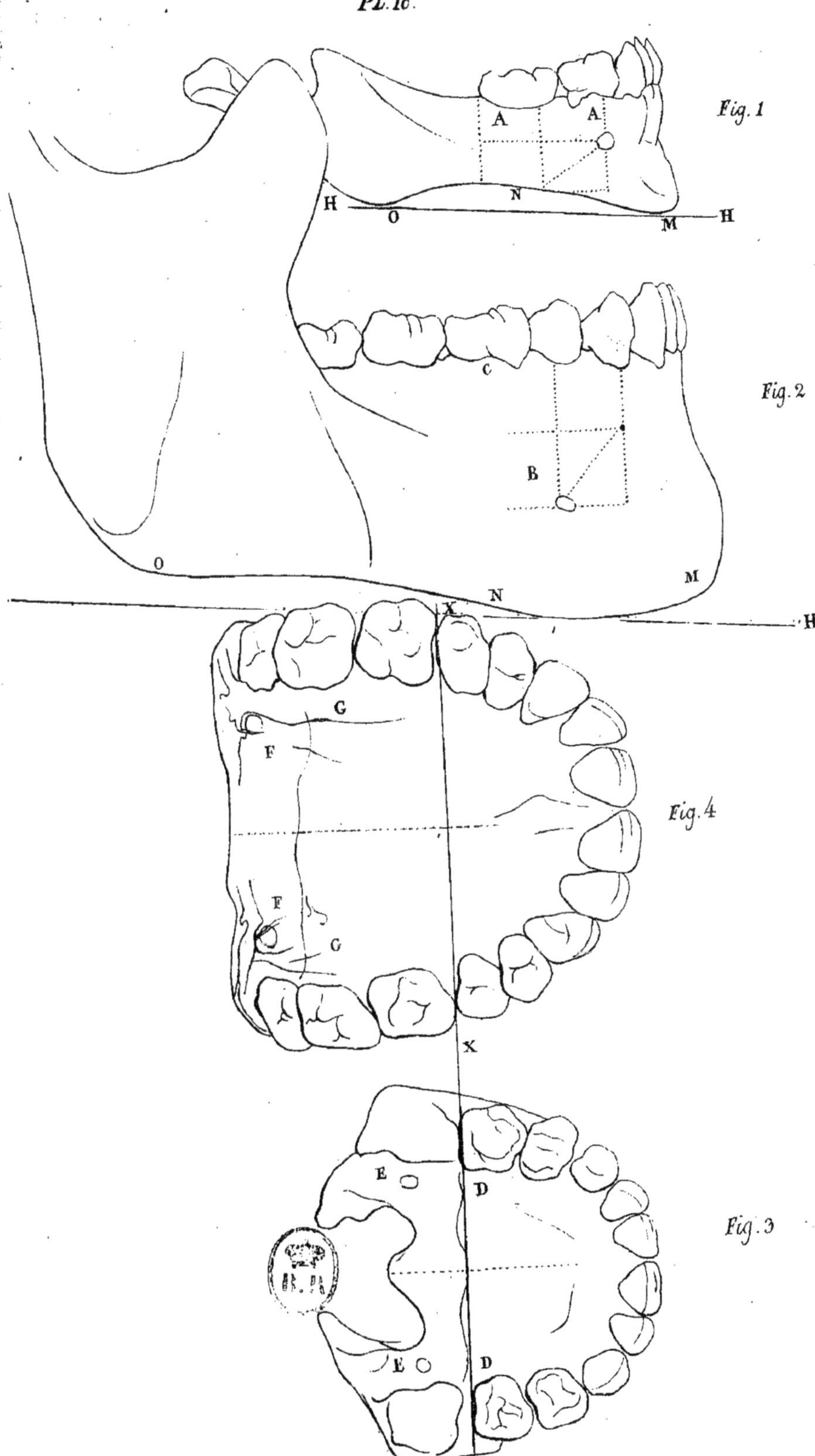
PL. 10.
Fig. 1
A
A
H
O
N
M
H
Fig. 2
c
B
O
N
M
H
X
Fig. 4
G
F
F
G
X
E
D
Fig. 3
E
D
X

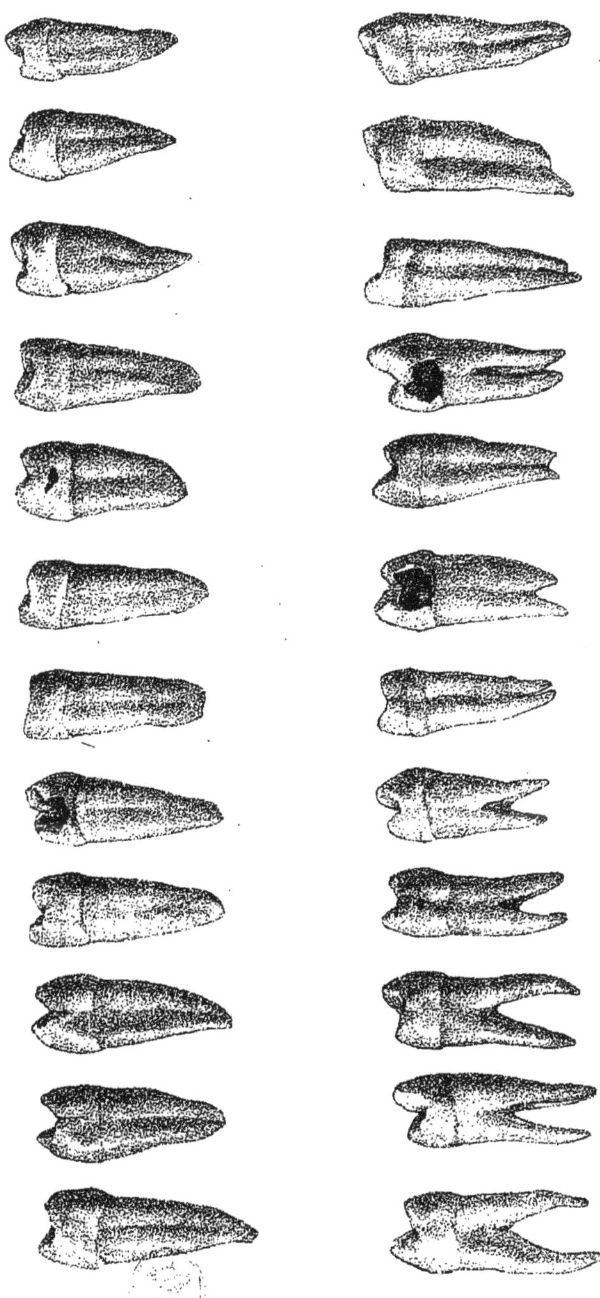

Garnier del

Lith de Langlumé

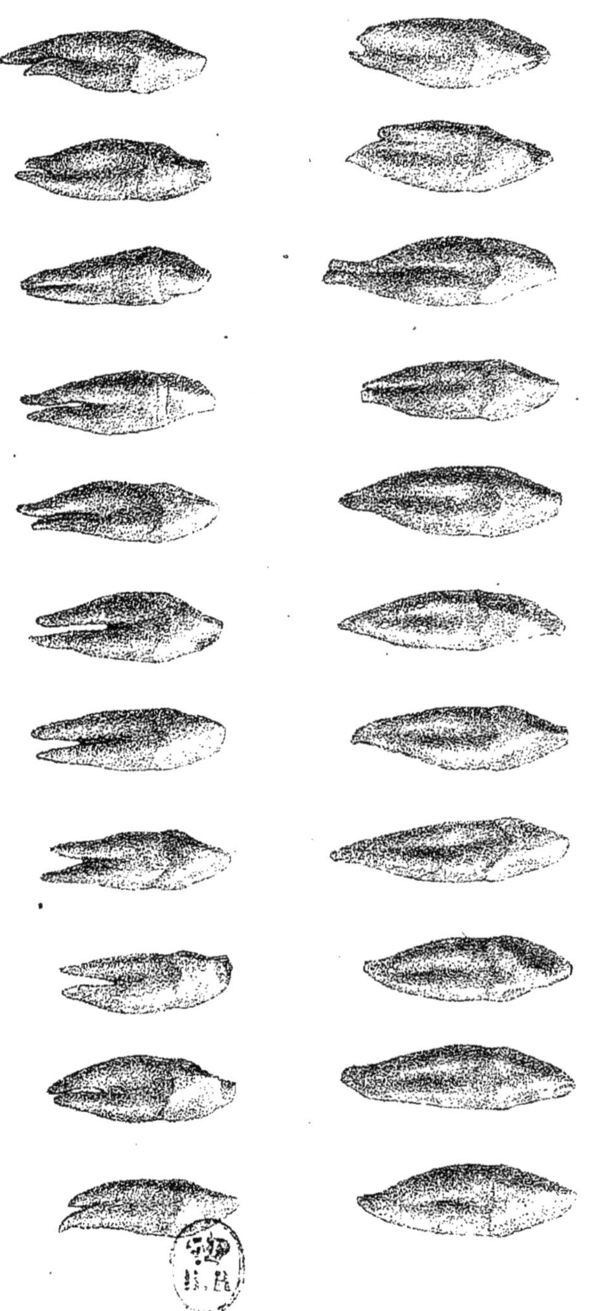

Lith. de Langlumé.

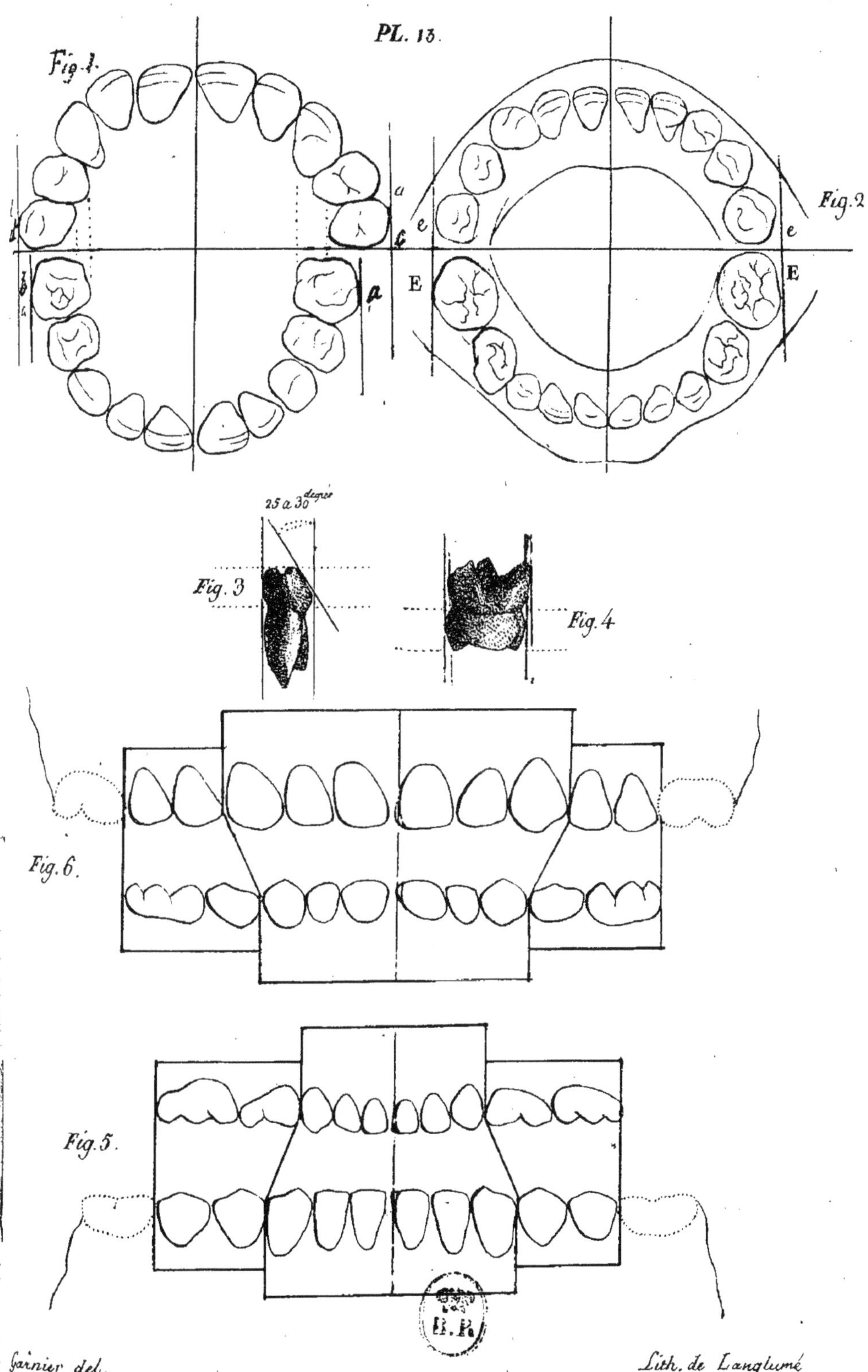

PL. 13.
Fig.1.
Fig.2
a
e
c
a
E
e
E
25 a 30 degrés
Fig. 3
Fig. 4
Fig. 6.
Fig. 5.
Garnier del.
Lith. de Langlumé

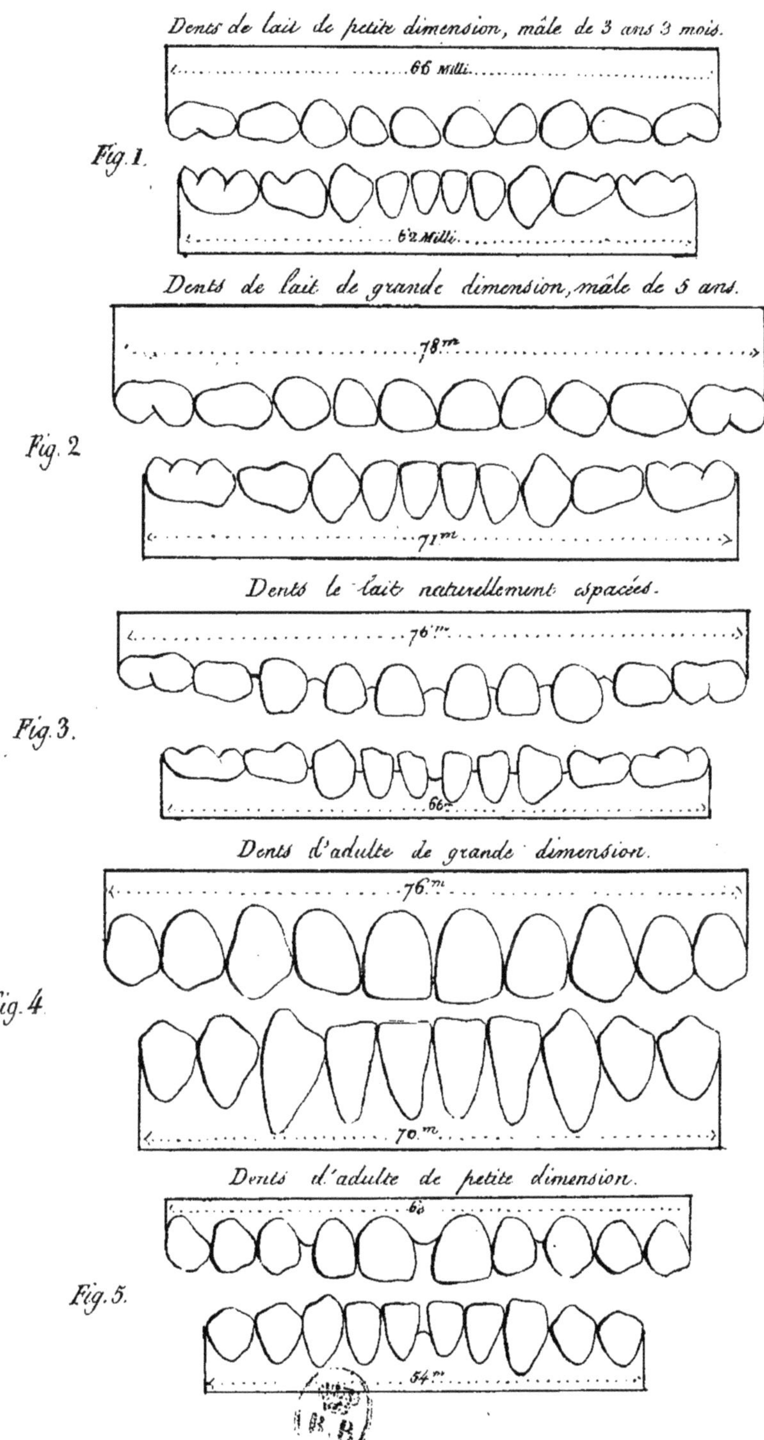

Dents de lait de petite dimension, mâle de 3 ans 3 mois.
66 Milli.
Fig. 1.
62 Milli.
Dents de lait de grande dimension, mâle de 5 ans.
78.m
Fig. 2
71.m
Dents le lait naturellement espacées.
76.!.m
Fig. 3.
66.1
Dents d'adulte de grande dimension.
76.m
Fig. 4.
70.m
Dents d'adulte de petite dimension.
60
Fig. 5.
54.m

PL. 15.

Fig. 2 .

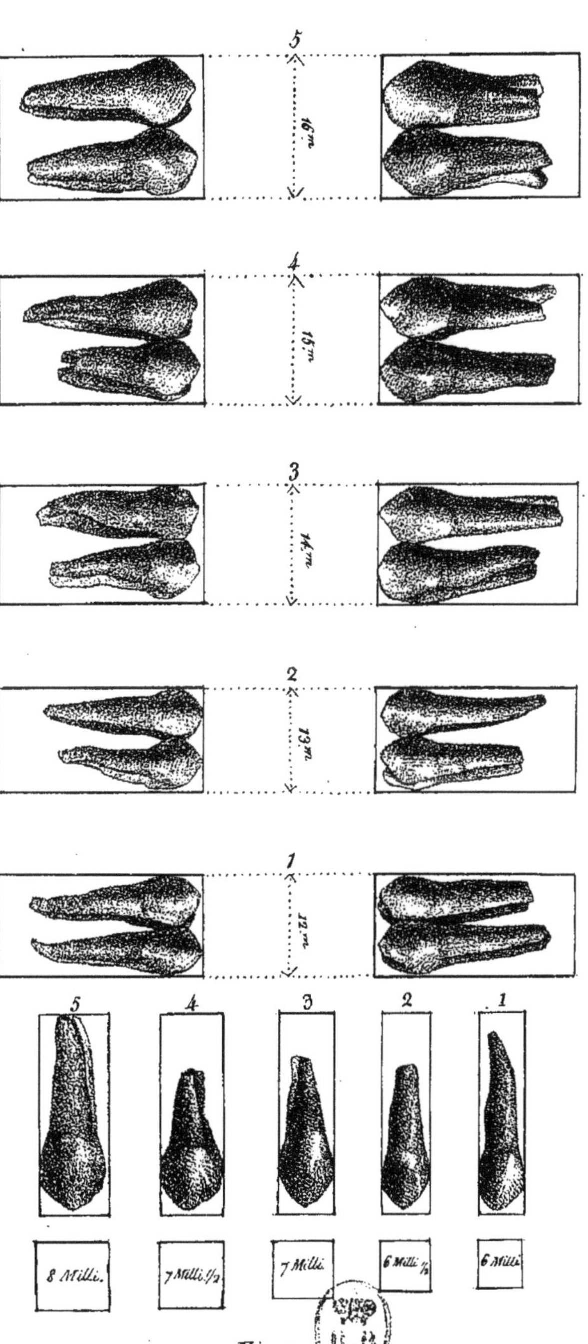

Fig. 1.

Fig. 1 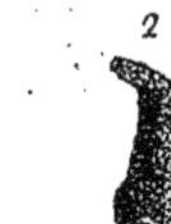

2

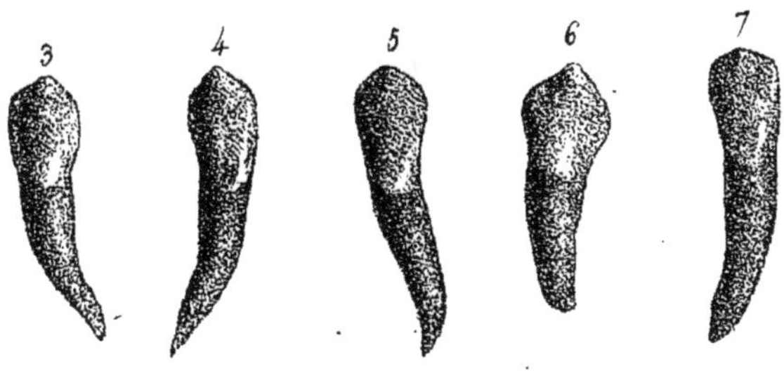

3   4   5   6   7

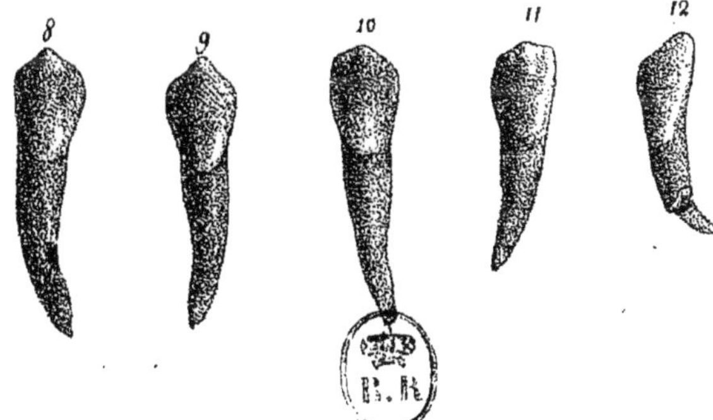

8   9   10   11   12

Garnier del.

Lith. de Langlumé.